Dr. Martin Pinsger
Dr. Thomas Hartl

Dem Schmerz entkommen

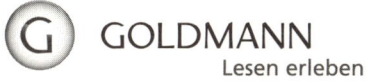

GOLDMANN
Lesen erleben

Buch

Bis zu 16 Millionen Menschen in Deutschland leiden unter wiederkehrenden Schmerzen. Schnell können Verletzungen zu Disstress, Angst und Depression führen; der Patient ist gefangen in der Schmerzspirale. Cannabinoide können Ruhe und Entspannung bringen und die leidvolle Spirale stoppen.

Autoren

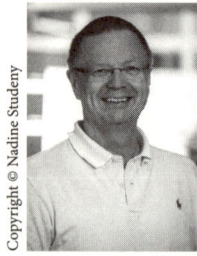

Copyright © Nadine Studeny

Dr. Martin Pinsger, geboren 1960, leitet seit 2012 ein Schmerzkompetenzzentrum in Wien. Nach der orthopädischen Facharztausbildung spezialisierte er sich auf die Behandlung von Schmerzpatienten. Seit vielen Jahren therapiert er erfolgreich mit Cannabinoiden. Er ist verheiratet, hat zwei Töchter und sechs Enkelkinder.

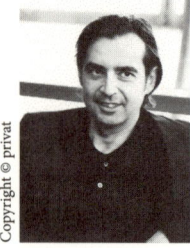

Copyright © privat

Dr. Thomas Hartl ist Medizinjournalist, Schriftsteller und Sachbuchautor vieler erfolgreicher Bücher. Zuletzt erschien der Bestseller »Geheilt! Wie Menschen den Krebs besiegten«.

Außerdem von Thomas Hartl *im Programm:*
Geheilt! Wie Menschen den Krebs besiegten

Dr. Martin Pinsger
Dr. Thomas Hartl

Dem
SCHMERZ
entkommen

So hilft Ihnen die
Cannabis-Therapie

GOLDMANN

Wir danken dem Brava Verlag und dem Autor Michael Lehofer für die Abdruck-genehmigung von zwei Zitaten aus dem Werk »Was wir der Liebe schuldig sind«.

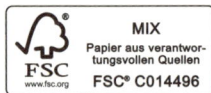

Verlagsgruppe Random House FSC® N001967

 Dieses Buch ist auch als E-Book erhältlich.

2. Auflage
Originalausgabe Juni 2019
Copyright © Wilhelm Goldmann Verlag, München,
in der Verlagsgruppe Random House GmbH, Neumarkter Str. 28,
81673 München
Umschlag: Uno Werbeagentur, München
Umschlagmotiv:
Hintergrund: FinePic®, München
Hanfblatt: Getty Images / Stuart Dee
Fläschchen: Getty Images / Lew Robertson
Redaktion: Ruth Wiebusch
Satz: Satzwerk Huber, Germering
Druck und Bindung: GGP Media GmbH, Pößneck
Printed in Germany
JE · Herstellung: IH
ISBN 978-3-442-17809-4
www.goldmann-verlag.de

Besuchen Sie den Goldmann Verlag im Netz:

Inhalt

Vorwort

KEINER WILL SIE HABEN, keiner kann sie sehen, niemand hat sie bestellt – und doch sind sie allgegenwärtig. Schneidend, bohrend oder dumpf und pochend, ob im Kopf, in der Wirbelsäule, in den Gliedmaßen oder wo auch immer: Schmerzen sind Teil unserer Realität und nicht immer trifft es nur die anderen. Man muss kein ausgesprochener Pechvogel sein, um Teil der riesigen Schmerz-Community zu werden, denn Schmerz trifft Millionen Menschen in jedem Land. Und viele von ihnen haben sie ständig oder immer wiederkehrend. In Österreich sollen es bis zu zwei Millionen sein, in Deutschland bis zu 16 Millionen.

Wie die tatsächlichen Zahlen auch sein mögen, jedenfalls sind es unglaublich viele, die sich mit diesem unsichtbaren Gegner herumschlagen müssen und die nur einen Wunsch haben: Weg mit dem Schmerz! Doch da kaum ein Mensch weiß, wie man Schmerzen loswird, vor allem jene, die einen schon jahrelang peinigen, und da es eine nur beschämend kleine Anzahl an Schmerztherapeuten und öffentlichen Einrichtungen gibt, die sich der Qualen der Heerscharen an Betroffenen annehmen, ist die Situation dieser Patienten oft sehr unbefriedigend. Sie suchen nach Hilfe, warten oft Monate auf einen Termin, lassen sich durchleuchten, spritzen, operieren, geben oft eine Unmenge an Geld aus. Nicht selten für dubiose Mittelchen und Verfahren, immer in der Hoffnung, ihren unliebsamen Begleiter loszuwerden. Anfangs tun sie das umtriebig, »shoppen« von einem Doktor zum nächsten; mit den Jahren erlahmen diese Versuche. Längst ist die Hoffnung ein dünner, brüchiger Strohhalm, längst hört einem keiner mehr zu, niemand mag und kann mehr das ewige Lied und Leid ertragen. Freunde verabschieden sich, Ehepartner kehren den Rücken, der Job ist aufgegeben. Und für manche das Schlimmste: Niemand glaubt einem. Oft genug gibt es keine Diagnose, die die unermesslichen Probleme erklären würden. Schnell wird man in die Psycho-Ecke geschoben, bekommt einen unsichtbaren Stempel auf die Stirn. Simulant oder Psycho? Vorwürfe, die die Schmerzen nicht besser machen, das ist klar. Doch wo ist der Ausweg? Eine weitere OP, noch stärkere Medikamente oder sich seinem Schicksal ergeben? Oder findet man doch noch ein Wundermittel, das Schmerzen einfach auslöschen kann?

Könnten Cannabinoide so ein Wundermittel sein? Neue Hoffnung dämmert am schwarzen Horizont der Schmerzgeplagten – Cannabinoide! Lichter Heilsbringer oder nur eine neue Möglichkeit, sein Geld loszuwerden? Beides könnte zutreffen. Denn so viel sei vorab gesagt: Cannabinoide wirken – aber nicht bei jedem. Cannabinoide sind teuer – wenn die Krankenkasse die Kosten nicht übernimmt. Cannabinoide können ungemein helfen – wenn man mit einem kundigen Arzt zusammenarbeitet und bereit ist, mehr zu tun, als den Mund aufzumachen und die Kapseln zu schlucken. Denn wie das vorliegende Buch anhand vieler Berichte zeigen wird: Cannabinoide haben schon so manchen Schmerzpatienten gerettet und werden noch vielen mehr helfen. Doch sie sind kein Wundermittel. Wundermittel existieren nicht und werden nie existieren. Glaubt man an Wundermittel, wird man sich wundern. Wie schnell das Geld weg ist und wie blauäugig man an manche Versprechen geglaubt hat. Also kein Wundermittel. Aber mit Cannabinoiden kann die Basis zum Erfolg gelegt werden. Cannabinoide können beruhigen, das Drama im Kopf nehmen, einen Abstand zu den eigenen Schmerzen herstellen und selbst schwerst Schmerzgeplagten wieder ermöglichen, in Richtung Heilung zu marschieren.

Wie man wissen kann, ob sie einem tatsächlich helfen? Nur durch Ausprobieren. Aber bitte unter Anleitung eines Arztes, der sein Handwerk versteht und seine Patienten nicht als wandelnde Brieftaschen, sondern als Partner und Menschen betrachtet und ihnen auf ihrem Weg beisteht.

Einleitung

Es ist schon über zehn Jahre her, als ich einen Anruf von Dr. Thomas Hartl bekam. Er schrieb damals gerade an einem Buch mit dem Titel »Geheilt vom Schmerz« und war auf der Suche nach Menschen, die ihre Schmerzen überwunden hatten, um sie im Buch vorzustellen. Ich konnte ihm einen meiner Patienten vermitteln, der schwerste Kopfschmerzen mittels Cannabinoiden losgeworden war. Als »Geheilt vom Schmerz« erschienen war, wurde ich wegen meines Beitrages als Mediziner vielfach kontaktiert. Die Heilungsgeschichte des Patienten wurde auch im Fernsehen gesendet, konkret in der ORF-Sendung »Thema«. Die mediale Berichterstattung brachte einen längerfristigen Hype rund um das Thema chronische Schmerzen, und auch Cannabinoide begannen erstmals eine Rolle im öffentlichen Interesse zu spielen.

In der Folge wurde ich zu so manchem Schmerzkongress und zu vielen Tagungen als Referent eingeladen. Ich versuchte bei all diesen Vorträgen, Seminaren und Workshops auf dem Boden der Wissenschaft zu bleiben, sah jedoch sehr bald, dass Patientengeschichten und die vielen ganz individuellen Beobachtungen notwendig waren, um das Thema verständlich zu machen. Diesen Ansatz verfolgen wir auch im vorliegenden Buch. Wir beleuchten das Thema zwar auf wissenschaftlicher Basis, doch das Wissen und die Erkenntnisse lassen sich am besten durch konkrete Patientengeschichten und ihre Heilungsverläufe veranschaulichen.

Wenn man sich mit Cannabinoiden in der Schmerztherapie beschäftigt, geht es nicht um die »Droge« Haschisch und nicht darum, ob diese gut oder schlecht, zu befürworten oder abzulehnen ist. Das ist nicht die Frage. Es geht vielmehr darum, ob, wie und bei wem Cannabinoide als Medizin wirken. Das Wichtigste für Schmerzpatienten ist, dass sie sich wieder wohlfühlen können. Als Arzt muss ich mich daher immer fragen: Wann ist ein Mensch so weit entfernt von jeglichem Wohlbefinden, dass ich Cannabinoide zum Einsatz bringen kann oder vielleicht sogar muss, um eine echte Verbesserung des Gesundheitszustands zu erreichen?

Als ich mich im Jahr 2000 mit Cannabinoiden zu beschäftigen begann, wusste man darüber noch sehr wenig. Viel Arbeit, viele Studien, Daten und Berichte von Betroffenen waren nötig, um die Wirkweise zu verstehen und um sicherzugehen, Glaubwürdiges berichten zu können. Nun, nach 18 Jahren der Forschung, Beobachtung, nach Therapien, Erfolgen und natürlich auch Misserfolgen, ist es so weit. Der Einsatz von Cannabinoiden in der Schmerztherapie hält Einzug, Schritt für Schritt, gegen viele Widerstände und auch Ablehnung. Cannabinoide können nicht mehr vom Tisch gewischt werden.

Auch in der Öffentlichkeit ist das Thema angekommen. 90 Prozent der Bevölkerung wollen Cannabinoide medizinisch eingesetzt wissen. Für ihre leidenden Angehörigen oder aber auch für sich selbst, weil sie in einer schmerzbedingten Lebenskrise stecken und ihren Leidensdruck ohne Hilfe nicht mehr überwinden können. Leider ist die Berichterstattung in den Medien nach wie vor nicht selten polarisierend und verkürzt. Eine ernsthafte Auseinandersetzung mit dem Thema würde allen guttun, da Cannabinoide so vielen Menschen helfen könnten. Wie wichtig wäre es, den Patienten in kritischen Situationen Wege aus der Schmerzspirale anzubieten, sie nicht weiter in den Schmerz und in ein Burnout laufen zu lassen, sondern den Weg zu Ruhe, Entspannung und Regeneration anzubieten.

Doch Vorsicht! Tabletten einwerfen alleine ist nicht genug und führt niemals zu dauerhafter Heilung. Chronische Schmerzpatienten sind aufgefordert, an ihrem Lebensstil zu arbeiten, mit sich achtsam zu sein, auf ihren Körper und seine Signale zu hören. Bewegung in der Natur, Sport oder Tanzen oder einfach mal *nichts* tun ist nötig, um auf den richtigen Weg zu kommen. Die Ansage: »Ich bin ja so gestresst, Herr Doktor, für Sport habe ich wirklich keine Zeit!« kann ich als Arzt schlecht hinnehmen. Wer nicht auf sich achtgibt, kann keine Heilung erwarten. Das Zusammenwirken von Impuls und Ruhe, von Aktivität und Regeneration, von Tagesablauf und ausgewogener Nachtruhe, diese schon aus der chinesischen Medizin bekannten Gegensätze von Yin und Yang sind in der westlichen Medizin von einem »diagnoseverliebten«

System überlagert. Unser westliches Medizindenken hat es zwar geschafft, viele Details zu entschlüsseln und wunderbare Behandlungstechniken zu entwickeln, doch ist dabei der Blick für das Ganze verlorengegangen. Und das Ganze, das ist nun mal der Mensch – und nicht die Tablette.

Ungemein wichtig sind auch ausführliche Gespräche zwischen Arzt und Patient, aus denen sich mit der Zeit eine therapeutische Beziehung entwickelt, die Heilung anstoßen kann. Die Welt der modernen Medizin ist zwar höchst effizient, doch gibt es bis auf wenige Ausnahmen keine Zeit für längere Gespräche und empathische Zuwendung. Für die Behandlung mit Cannabinoiden ist jedoch das »Erfassen« des Patienten, körperlich, sozial und psychisch, von größter Bedeutung. Nur dann ist es möglich, diese sehr anspruchsvolle Therapie in allen Dimensionen zu verstehen. Dem Patienten das Gefühl geben zu können: »Ich bin jetzt da für dich und unser Gespräch kann ruhig ein wenig dauern«, ist für mich großer Luxus. Darin steckt viel therapeutische Kraft. Dem Patienten zu vermitteln: »Du bist mir wichtig, du machst vieles richtig, aber da gibt es Potenzial, darüber wollen wir jetzt reden«, gibt ihm viel Kraft.

Diese Erkenntnisse der letzten 18 Jahre haben mir ganz klar aufgezeigt, dass es wichtig ist, dem Verhalten der Patienten große Bedeutung einzuräumen. Schmerzpatienten neigen dazu, sich zurückzuziehen. Doch gerade dieser Rückzug verschlimmert auf Dauer die Schmerzen und das Leid insgesamt. Menschen brauchen Menschen, um gesund zu bleiben. Auch wenn das Leben in Beziehung oft stressig ist und kurzfristig sogar die Schmerzen erhöhen kann, ist Rückzug die falsche Wahl. Man muss »im Leben« und aktiv bleiben, neugierig sein und Neues wagen.

Ich wünsche Ihnen beim Lesen dieses Buches Mitgefühl mit sich selbst, viel Achtsamkeit und nicht zuletzt eine tiefe Versöhnung mit sich und der Welt.

Ihr Dr. Martin Pinsger

TEIL I

Mein Weg zu den Cannabinoiden, als Arzt und Patient

DR. MARTIN PINSGER ist ein Vorreiter im Einsatz von Cannabinoiden in der Schmerztherapie. Während er sie jahrelang in der Therapie seiner Patienten erfolgreich einsetzte, litt er selbst 15 Jahre lang an Spannungskopfschmerz und Migräne, bis er schließlich an einen Punkt kam, an dem er Cannabinoide auch selbst ausprobierte. Dr. Pinsger kennt also beide Seiten: die des Arztes und die des Patienten. Im folgenden Teil I des Buches schildert er sehr persönlich seine Erfahrungen mit Schmerzen und Therapie, wie er beruflich und privat den Einsatz von Cannabinoiden erlebte und heute noch erlebt.

KAPITEL 1

Ein Autounfall und seine Folgen

Ich werde in diesem Buch über meine eigene Erfahrung als Betroffener und Schmerzpatient berichten. Dieses Outing habe ich bisher vermieden; aber jetzt möchte ich den Mut dazu aufbringen, damit das hier Berichtete authentisch und nachvollziehbar wird. Auch wenn sich viele von uns wünschen, jeden menschlichen Atemzug zu digitalisieren und damit messbar zu machen – als Orthopäde und Schmerztherapeut mit jahrzehntelanger Erfahrung erlebe und sehe ich den Menschen als durch und durch analoges Wesen. Der Versuch zu quantifizieren scheitert an dieser Stelle erbärmlich und bringt uns von sinnvollen Lösungen weit, weit weg. Natürlich nutze ich die Möglichkeiten der modernen Technik, jedoch nur, wenn sie im Interesse des Menschen und der Menschlichkeit stehen. Ich bin sehr dankbar für dieses Buch, weil es zeigt, worunter wir als Individuen konkret leiden. Erst durch das Schildern von Patientenschicksalen lassen sich Schmerzen wirklich verstehen. Studien dagegen liefern nackte Zahlen und zeigen eine bessere Nutzen-Risiko-Relation. Was aber bedeutet das für den Betroffenen, was kann man als Mensch mit Zahlen anfangen?

Wäre ich nicht selbst Betroffener, würde ich zu manchem Patienten sagen: »Nehmen Sie mehr Medikamente, machen Sie eine intensivere Therapie und Sie werden geheilt.« Heute weiß ich, dass man Schmerz nicht vergessen und dass chronischer Schmerz auch nicht völlig ausgelöscht werden kann. Und trotzdem kann man den Menschen Hoffnung geben. Umstände lassen sich verbessern, langsame Fortschritte erzielen, selbst bei jenen, die bereits verzweifeln und keine Hoffnung mehr haben. Aber die Sache ist alles andere als einfach, denn Medikamente alleine helfen nicht. Es geht auch darum, an sich und seinem Lebensstil zu arbeiten. Als Patient brauche ich Partner, die mich beraten, die mich bereichern mit Information und Motivation. Ich benötige Analyse und Kritik und muss akzeptieren, dass auch Veränderung zum gesunden Leben gehört.

Ein Peitschenschlag änderte mein Leben

Nun kurz zu meiner persönlichen Geschichte. Sie hat zum Glück viele positive Seiten. Ich sage gerne: »Der Großteil meines Lebens ist völlig in Ordnung, aber da bleibt ein Rest, an dem gearbeitet, der verändert werden muss!« Nach einer tollen und glücklichen Kindheit erlitt ich 1978 einen schweren Autounfall. Ich war 18 Jahre jung, unerfahren, ein Führerscheinneuling. Mein kleines Auto prallte frontal gegen einen Mercedes, das hat meiner Halswirbelsäule und auch meiner Psyche ordentlich zugesetzt. Zum Glück gab es keine Schwerverletzten. Zunächst war da die Angst um das Materielle: Das erste Auto war hin. Was würden die Eltern sagen? Aber denen war das Auto völlig egal; wichtig war ihnen, dass ihr Sohnemann überlebt hatte.

Ich hatte beim Unfall einen typischen Peitschenschlag erlitten, aus dem sich ein chronisches Cervicalsyndrom entwickeln sollte, also Beschwerden, die von der Halswirbelsäule ausgehen beziehungsweise den Halswirbelsäulenbereich betreffen. Physiotherapie und vor allem Traumatherapie war damals kein Thema, ich lebte so weiter wie bisher. Bloß: Mein Leben war nun plötzlich ganz anders.

Mein Körper war die nächsten Wochen schwer wie Blei. Schmerzen überall und die angehenden Konflikte mit den Behörden inklusive Gerichtsverhandlung und Lokalaugenschein, also die Beweisaufnahme vor Ort, belasteten mich. Meine Wirbelsäule wurde immer steifer, in der Nacht konnte ich keine entspannte Lage im Bett finden. Dann begann mein Studium; das bedeutete viel lesen und schreiben und damit ein ständiges Verharren in einer sitzenden Zwangshaltung. Lediglich mit Schwimmen und Spazierengehen versuchte ich ein wenig gegenzusteuern. Dann, ich wusste das damals natürlich nicht, begann ein neues Zeitalter in meinem Leben, das Zeitalter der Kopfschmerzen. Es fing mit einem Druck vom Hinterhaupt bis in die Stirn an, Spannungskopfschmerz genannt. Dieser Kopfschmerz hat mich genau 15 Jahre nicht verlassen.

Mein Glück war, dass ich mich sehr bald, wahrscheinlich intuitiv, für die Behandlung von Schmerzen interessierte. Als Assistenzarzt machte ich Kurse in Manueller Medizin und

Akupunktur und war auch immer an psychosozialen Zusammenhängen interessiert. Die Jahre der Grundausbildung als Turnusarzt waren schwierig; zum Glück hatte ich einen Vater, der selbst Landarzt war und mich unterstützte. Durch meine Arbeit in einer Anästhesie-Abteilung hatte ich mehrfach erlebt, wie schnell das Leben zu Ende gehen kann und wie schwierig es ist, Komplikationen vorauszusehen und das kleine Zeitfenster für Korrekturen zu nutzen. So verspürte ich einen immensen Druck, meine Arbeit zu perfektionieren. Ich hatte vielfach erlebt, dass ich mich als Arzt in entscheidenden Situationen auf niemanden verlassen konnte – mein Kontrollbedürfnis stieg ins Unermessliche.

Tag und Nacht war mein Gehirn im Einsatz, um die besten Ergebnisse bei diversen Therapien zu erzielen. Bald konnte ich nicht mehr schlafen; ich musste ja nachdenken und das erschien mir wichtiger als der Schlaf. Mit der Zeit wurden meine Tage finsterer (so habe ich es empfunden) und ich konnte mich nur mit Mühe in die Arbeit schleppen. Trotz oder wegen aller Plagerei hatte ich wenig Freude an meiner Tätigkeit und es machte sich tiefe Erschöpfung breit. Offensichtlich war zum chronischen Cervicalsyndrom mit Spannungskopfschmerz noch eine Depression dazugekommen. Immer dieselben Gedanken, die ich nicht abschließen konnte, kreisten in meinem Kopf, Gefühle der Sinnlosigkeit machten sich breit, ebenso wie das Gefühl, aufgedreht und trotzdem unermesslich müde zu sein.

Ich hatte zu diesem Zeitpunkt schon eine Familie mit einer tollen Frau und zwei bezaubernden Töchtern, die ich natürlich

nicht vernachlässigen wollte. Nach ausgedehnten Sommer-
urlauben mit den Kindern am Meer entwickelte ich nachts die
Fotos. Dort, im Urlaub am Meer, suchte ich auch nach Lösungen und fand sie für den Augenblick: in der Bewegung, im
Laufen, Spazierengehen, Schwimmen, im Lesen, im Spiel mit
den Kindern, in der gemeinsamen, unbeschwerten Zeit.

Der lange Weg Richtung Heilung

In der Zeit meiner Orthopädie-Ausbildung, das war so 1990
herum, kam ich zum ersten Mal mit Akupunktur in Kontakt.
Man schickte mich zu einem Seminar nach Oberösterreich an
den schönen Traunsee und ich verbrachte dort zwei Wochen
mit Gleichgesinnten. Dr. Ingrid Wancura war eine erfahrene
Akupunkteurin, die Jahre in China verbracht und offensichtlich Ahnung von der Sache hatte.

Damals, als orthopädischer Operateur, stand ich der Akupunktur noch recht distanziert gegenüber, aber als es galt, einen Freiwilligen für ein Experiment zu finden, meldete ich
mich sofort. Ich kletterte auf einen Tisch, auf dem ein Sessel
stand. Dr. Wancura machte bei mir eine kurze Anamnese. Au-
genscheinlich war ihr sehr bald klar, was nun zu tun war. Cervicalsyndrom und Peitschenschlag, Anfälligkeit für Wind und
Wetter, Kopfschmerz bis hin zur Migräne. Mit höchster Präzi-
sion bohrte sie Nadeln in meine Arme und Beine, sodass mir
»Hören und Sehen« verging. »Sie sind Sportler, da muss man
ein wenig stimulieren«, meinte sie und drehte die Nadeln

mehrmals in die Tiefe. Ich konnte plötzlich nichts mehr denken, fühlte nur das Ziehen und Stechen der Nadeln, einen unendlichen Druck in Unterarmen und Waden. Ich musste mich voll darauf konzentrieren, nicht vom Tisch zu fallen oder ohnmächtig zu werden. So ein paar Nadeln – und *alles* war anders.

Heute würde ich so ein Phänomen, das vieles verändert, *Reset* nennen. Ein Gefühl, das ich lange schon nicht mehr gehabt hatte, machte sich breit. Dort, wo ich normalerweise Schmerzen hatte, fühlte ich einfach *nichts* mehr. Nein, noch besser: Ich fühlte Leichtigkeit! Wahnsinn. Das Gefühl ebbte nicht sofort ab, es wurde für einige Tage sogar noch besser. Die Wirkung hielt jedoch leider nur wenige Wochen an. Anstatt die Akupunktur zu wiederholen, tat ich vorerst nichts. Ich war damals einfach zu inkonsequent, um gleich weiterzumachen. Aber ich hatte etwas gelernt: Mithilfe von Nadeln an bestimmten Stellen kann der Therapeut viel erreichen, wenn auch nur kurzfristig.

Heute weiß ich, dass die Nadeln so gesetzt waren, dass der Dickdarm-4-Meridian die Amygdala (Teil des limbischen Systems im Gehirn und reich an Cannabinoid-1-Rezeptoren, zudem mit der endocannabinoiden Überträgersubstanz Anandamid ausgestattet) angesprochen hat und so mein Schmerzverhalten beeinflusst wurde.[1]

Damals war das noch nicht bekannt, heute sehe ich die Zusammenhänge zwischen Nadel und Schmerz beziehungsweise endocannabinoidem System ganz deutlich. Das endocannabinoide System reagiert auf die körpereigenen Botenstoffe der Endocannabinoide, die vom Körper selbst gebildet werden und sich an die gleichen Rezeptoren im Gehirn binden wie Cannabinoide.[2,3] Für mich bedeutete das damalige Erlebnis Hoffnung. Hoffnung, nun eine Methode zu haben, die ich wieder und wieder dazu benutzen konnte, um meinen Schmerz zu lindern. Damals wurde mir auch klar: Ein Arzt kann nur helfen, wenn der Patient zum Therapeuten tiefes Vertrauen hat und von der Wirksamkeit der Behandlung überzeugt ist.

Den Kopfschmerz hatte ich mittlerweile das 15. Jahr. Ich hatte mich schon daran gewöhnt, damit zu leben, irgendwie geht das. Doch im Alltag war ich sehr eingeschränkt. Beim Laufen etwa gab es immer wieder Stiche im Nacken, dann und wann, besonders beim längeren Radfahren, Stiche und Schmerzen bis in den Rücken und in die Arme. Nachdem ich schon 1985 Kurse in Manueller Medizin absolviert hatte, wusste ich, dass Kopfschmerz und Halswirbelsäule in einem engen Zusammenhang stehen.[4,5] Ich wusste auch, dass sich meine Kopfgelenke, also die Gelenke zwischen der Schädelbasis und dem ersten Halswirbel, unökonomisch bewegten und mir die Blockaden große Probleme machten. Aber nach 15 Jahren hatte ich mich mit meiner Steifigkeit und Bewegungseinschränkung abgefunden. Da ich mittlerweile das Manipulieren von Wirbelgelenken erlernt hatte, wusste ich auch, dass diese Region am Kopf besonders sensibel ist, weil hier wichtige Gefäße verlaufen, die durch ruckartige Manöver beschädigt werden können.

Dann passierte etwas völlig Unerwartetes. Es war das Osterwochenende, ich war im schönen Lesachtal und fühlte mich tief entspannt. Ein Gast in unserem Hotel war Yogi, und sie erzählte beiläufig über gute Übungen für die Halswirbelsäule. In dieser tiefen Entspannungssituation inmitten von Berg, Wald und See, freundlichen Menschen und meiner Kleinfamilie gelang es mir, meine Kopfgelenke so zu bewegen, dass sich die Wirbelsegmente langsam zu lockern begannen (durch Dehnung und bestimmte Kopfbewegungen). Ich kann mich heute noch an dieses leicht knirschende Geräusch erinnern – wie unter langsamem, gleichmäßigem Druck erst die Muskeln und dann die Faszien nachgaben und plötzlich, mit einem Ruck, war der ganze Spuk vorbei. Ich hatte die Kopfgelenke aufgedehnt, war sanft in die Faszien hineingeschmolzen und hatte dadurch 15 Jahre Bewegungslosigkeit überwunden. Dieser Ruck, der kein wirklicher Ruck war, sondern das Ende einer Entwicklung, brachte mir augenblickliche Kopfschmerzfreiheit. Das war Ostern 1993.[6]

Heute würde ich keine 15 Jahre mehr warten, sondern viel früher mit Möglichkeiten experimentieren, die für mich hilfreich sein könnten. Und ich würde mit großer Wahrscheinlichkeit auch bei mir Cannabinoide zum Einsatz bringen. Damals habe ich einfach viel zu lange gebraucht, bis ich aktiv wurde – ich hatte mich mit meinen Problemen abgefunden.

Nach dieser Yoga-Aktion waren meine Schmerzen zwar weg, doch 15 Jahre Migräne hinterlassen ihre Spuren.[7] Es brauchte viel Zeit, um wieder fit zu werden und um die mobilen Einschränkungen, die sich in Körper und Geist eingenistet hatten, zu überwinden. Heute ist mir klar, dass sich durch Cannabinoide in Kombination mit Akupunktur, Faszientechnik, Heilgymnastik und Manueller Medizin die chronischen Schmerzen mitsamt ihren Begleitproblemen wesentlich schneller und ohne hohes Risiko bessern lassen.[8] Aus meiner Erfahrung heraus bin ich ein großer Verfechter der multimodalen interdisziplinären Schmerztherapie. Denn eine Sache alleine hilft selten oder nur kurz. Zudem benötigt es Strategien und gute therapeutische Begleitung, da man sonst ganz schnell wieder zurück in die alte Misere fällt.

Unser Gehirn vergisst erlittene Pein nur schwer. Das bedeutet für chronische Schmerzpatienten (und auch für die, die ihre Schmerzen überwunden haben) ständiges Weiterarbeiten. Man muss seinen Gesundheitszustand im Auge behalten und achtsam auf sich schauen, was man tut und wie es einem dabei geht. Ich glaube, dass es ganz gut ist, als Therapeut schwierige und chronische Zustände überwunden zu haben. Es hilft einem enorm, den unsichtbaren »Feind« Schmerz zu verstehen. Ich möchte an dieser Stelle auch darauf hinweisen, dass ich trotz meiner Kenntnisse und Möglichkeiten ganze 15 Jahre dafür gebraucht habe. Und dabei hatte ich keine wirklich schwere Erkrankung der Halswirbelsäule mit Bandscheibenvorfällen und Wurzelkompressionen, wie so viele andere. Ich bin sehr glücklich, dass diese Zeit hinter mir liegt und ich viel lernen konnte. Dabei habe ich gesehen, wie schwierig es ist, chronische Schmerzen zu überwinden. Es hat mir auch die nötige Empathie, den so entscheidenden Respekt und die Wertschätzung denen gegenüber geschenkt, die in derselben Situation stecken.

1993 hatte ich also die für mich entscheidende Wendung erlebt. Ich war kopfschmerzfrei. Und ich hatte die Hoffnung,

auch anderen Menschen das Glück der Schmerzfreiheit be-
scheren zu können, so wie es mir gelungen war. Ich war überzeugt, nicht nur bei Kopfschmerz und Cervicalsyndrom, sondern auch bei anderen Schmerzereignissen helfen zu können,
da das Prinzip, wie Schmerzen funktionieren, ja für alle
Schmerzerkrankungen ähnlich ist, egal ob Nacken, Kreuz
oder Knie betroffen sind.

Euphorie und Rückschläge

Meine Euphorie und mein Engagement brachten mir 1994
den Titel eines Oberarztes in einer Klinik ein; hier begann ich,
klinisch im Bereich Schmerz zu forschen. 1995 war der Kopfschmerz für die Österreichische Schmerzgesellschaft Themen-
schwerpunkt und ich konzentrierte mich auf verschiedenste
schwer zu behandelnde Kopfschmerzformen.[9] Ich sah schon
bald, dass man sich diesem Thema sehr breit, multimodal, also
auf vielfache Weise nähern musste und dass Behandlungen,
die zwar akut halfen, langfristig oft große Probleme brachten
(zum Beispiel Medikamentenmissbrauch). Zudem erkannte
ich, dass sanfte Behandlungen für sich alleine keine Veränderung brachten. Es kam also auf die richtige Mischung und Intensität der Behandlungen an.

Da ich aus eigener Erfahrung wusste, wie mühsam eine Behandlung sein konnte, arbeitete ich sehr strategisch und ließ
mich von den »Scheingefechten« der Patienten wenig beeindru-
cken. Damit meine ich Folgendes: Um bei Schmerzpatienten

therapeutisch Fortschritte zu erzielen, benötigt man klare Linien. Viele Patienten sind im Rahmen ihrer Therapie nicht ausreichend konsequent, beispielsweise bei der Gymnastik oder der Medikamenteneinnahme. Ohne Konsequenz stellen sich aber keine dauerhaften Erfolge ein! Man darf sich nicht ablenken lassen und muss am Ball bleiben. Manche Patienten sind echte Meister der Ablenkung. Als Arzt muss man in solchen Fällen beharrlich auf das Wesentliche hinweisen und hinwirken.[10, 11]

Meine Arbeit als Therapeut gestaltete sich sehr erfolgreich. Ich nahm damals noch recht naiv an, dass diese Erfolgswelle nun so weiterrollen würde. Meist kommt es jedoch anders, als man denkt, und durch eine Umbesetzung der Stationsführung in der Klinik kam ich zunehmend in eine Mobbing-Situation.[12] War es mir anfangs möglich gewesen, meine Patienten so zu behandeln, wie ich das für richtig hielt, wurde das immer schwieriger. Engagiert zu arbeiten und dabei von Kollegen ausgebremst zu werden, ist eine zutiefst beunruhigende Erfahrung. Zu Beginn versuchte ich dieser Situation durch mehr Aufwand entgegenzuwirken – aber die Willkür wuchs und damit auch meine Ohnmacht.[13]

Nun merkte ich auch bei mir persönlich mehr Stress und Verspannung und auch mehr Schmerzen. Ich hatte meinen Kopfschmerz zwar überwunden, doch ich war weiterhin auf Schmerzen sensibilisiert. Menschen tun sich mit akutem, kurzfristigem Stress meist recht leicht. Diesen zu bewältigen schaffen Körper und Psyche oft ganz ausgezeichnet. Anders sieht es mit chronischem Stress aus, das bekam ich nun deutlich zu spüren.[14]

Ich hatte nie wirklich Zeit gehabt, mich voll zu regenerieren. Am besten lässt sich das vielleicht mit einem Bild verdeutlichen: Eine mittelalterliche Festung ist mit sieben Festungswällen umgeben. Kommt ein Feind, braucht er schon viel Aufwand und Zeit, um diese Wälle zu durchdringen und zu zerstören. Kommt der Angriff jedoch ständig und in Wellen, so sind die Ritter der Burg nicht mehr in der Lage, ihre Außenringe neu zu befestigen, die Burg verliert an Schutz. So ist es offensichtlich auch mit Schmerzpatienten. Ein bis zwei Mauern werden repariert, und schon kommt der nächste Angriff. Die Zeit und die Ressourcen reichen nicht aus, um einen gesundheitlich stabilen Zustand zu erarbeiten. Chronische Schmerzpatienten haben meist keine *ständigen* Schmerzen, aber sie sind dünnhäutig, haben wenig Widerstand, ihre »Burg« ist leicht einzunehmen.

Und so erging es mir 1997. Meine Widerstandskraft war am Ende, meine Resilienz am Boden. Bei einem Spaziergang hat mir damals mein Vater wie beiläufig gesagt: »Du hast alles gelernt, geh jetzt weiter!« Er meinte damit meinen Arbeitsplatz.

Mit einem Freund war ich kurz darauf auf einer Kanutour in Schweden unterwegs. Wundersame Seen, lange Dämmerungen im Mai, schillernde Farben und Tönungen von Himmel und Wasser. Frieden und Ruhe. Wenn die Dämmerung einen gewissen Grad erreicht hatte, war es plötzlich ganz still, wie mit einem Schlag. Nachtaktive Tiere verursachten gelegentlich mystische Laute. Im glatten Wasser spiegelten sich die Sterne. In dieser so friedvollen Stimmung konnten meine gereizten Nerven, meine Gedanken die Kontrolle nicht länger aufrechterhalten. Tränen traten mir spontan in die Augen und es gab kein Halten mehr. Gedanken sind die Sprache unseres Bewusstseins, Gefühle sind die Sprache unseres Körpers. Ich hatte nun wieder klare Gefühle und die sagten mir: »Lass los!« Lass los von all diesen beruflichen und existenziellen Ängsten und Nöten.[15] Wenn eine Tür zugehen sollte, wird sich eine andere Tür öffnen! Mit einem Schlag kamen Freude und Vitalität in mein Leben zurück – und Gelassenheit.[16]

Meine Gefühle und mein Körper hatten den ersten Schritt gemacht, das Außen sollte dem folgen. Zurück im Spital wurde mir mitgeteilt, dass ich auf meinen so sehr ersehnten Sommerurlaub mit der Familie in Griechenland verzichten sollte. Meine Antwort: »Das glaube ich nicht!«

Ich ging in die Verwaltung und kündigte. Ich war nun überzeugt, den Rest meiner Tage in meiner Praxis verbringen zu müssen. Fünf Jahre zuvor hatte ich eine Wahlarztpraxis in Bad Vöslau gegründet. Es verging jedoch nur ein einziger Tag und ich wurde von einer Privatklinik kontaktiert, die mich als Konsiliarorthopäden (als solcher wird man von anderen Kollegen zur fachlichen Expertise und Behandlung beigezogen) engagierte. Doch zuerst genoss ich einen langen Sommerurlaub, mit dem Wissen, wie es nun weitergehen sollte. Ich wollte im neuen Schaffensbereich gut erholt und regeneriert durchstarten.[17] Und so kam es auch. Ich war im Jahr 1997 der erfolgreichste Neuzugang dieser Privatklinik und verbrachte dort 17 recht lehrreiche Jahre.

Heute bin ich mit all diesen Situationen zutiefst versöhnt, weil sie offensichtlich notwendig waren, um meine persönliche und berufliche Entwicklung zu ermöglichen.

Verlust und Spiritualität

Es war an meinem 40. Geburtstag, als meine Mutter zu mir sagte, dass sie schon seit einigen Monaten husten müsse und gerade in Abklärung sei. Wenig später kam die Diagnose: Lungenkrebs, durchmetastasiert, inoperabel. Mein Vater beschloss daraufhin, nicht alleine zu bleiben. Er war selbst sehr krank, hatte Krebs und es war für ihn klar, sich nun fallen zu lassen, nicht mehr zu kämpfen – dann würde es schnell zu Ende gehen. Und so kam es auch. Ende des Jahres 2000 war ich bei zwei Begräbnissen, innerhalb von fünf Wochen hatte ich beide Eltern verloren.

So wichtige Partner und Berater mit einem Schlag zu verlieren, war für mein »körpereigenes Wohlfühl-System«[18] zu viel. Es dauerte fast zwei Jahre, bis ich meinen Rhythmus wiedergefunden hatte. Das größte Problem dabei waren die Unruhe und Unsicherheit, ja die Panik, die sich von Mal zu Mal aufbaute, wenn es galt, wichtige Entscheidungen zu treffen oder schwierige Situationen zu meistern.

Jahre später konnte Jaak Panksepp,[19] Professor der Psychologie an der Bowling Green State University in Ohio, mittels Tierstudien zeigen, wie sehr Trennung, Zurückweisung und Isolation unsere Endorphin- und Endocannabinoid-Spiegel beeinflussen. In dieser Zeit wurde mir zunehmend klar, dass zum Wohlbefinden auch eine gewisse Spiritualität gehört.[20, 21] Wenn die bedingungslose Zuwendung und Liebe der Eltern endet und sich auch bei einem selbst bereits körperlicher Abbau einstellt, ist es wohl sinnvoll, dieses nun eintretende Defizit durch eine anders geartete Hinwendung zu kompensieren. Dazu brauchen die meisten von uns eine konkrete Vorstellung, ein Modell. Und dieses Modell ist die Familie, in der wir so vieles gelernt haben und durch die wir geprägt wurden. Für mich stellt dabei das mütterliche Prinzip in gewisser Weise die Wirkung der Endorphine dar (kein Schmerz, keine Angst und Tatendrang), das väterliche Prinzip hingegen die Wirkung der Endocannabinoide (Ruhe, Gelassenheit, Ausdauer). Diese Prinzipien finden wir auch in den meisten Religionen wieder: ein väterliches und ein mütterliches Prinzip, die Erlösung von Leid und Schmerz und zuletzt ein Raum, eine Dimension, in der einem nichts mehr passieren kann – Geborgenheit sozusagen.

Mein Vater, der einmal reanimiert worden ist, hat mich danach zu sich gezogen und gesagt: »Weißt du, ich war auf einer grünen Wiese, ganz warm und angenehm war es da und alles hat so geduftet, die Farben waren so intensiv – und dann haben sie mich zurückgeholt in die Atemnot und den Schmerz.« Der Tod, das wurde mir klar, scheint in den meisten Fällen einer wirklichen Erlösung gleichzukommen, einem vollkommenen Abschluss. Als junger Arzt ist es recht schwierig, in solchen Situationen die richtigen Worte zu finden oder empathisch zuzuhören. Wenn die Spiritualität fehlt, macht der Tod oft Angst. Als Arzt kann man dann schwer gelassen bleiben und gibt dem Gegenüber das Gefühl der Irritation, der Aufgeregtheit. So ist ein wenig Vorbereitung auf unser Ende nicht nur für die letzten Tage unseres eigenen Lebens von besonderem Wert, es hilft auch im Hier und Jetzt, besonders in kritischen Situationen: das Wissen, dass es nichts Endgültiges, nichts Stabiles auf Erden gibt. Cicely Saunders, die erste professionelle Palliativmedizinerin, hat dieses Problem schon in den 1970er-Jahren angesprochen.[22] Sie sieht das Lebensende nicht so sehr in Zusammenhang mit Gesundheit und Krankheit, sondern in Zusammenhang mit persönlicher, familiärer Nähe und Spiritualität. Sie konnte vielfach beobachten, dass der Schmerz von Krebspatienten durch die Angst vor Isolation und Tod übermächtig geworden war. Allein der Umstand, Zeit mit den Schwerkranken zu verbringen, gemeinsam zu malen, zu reden oder einfach still zu werden, brachte eine signifikante Schmerzreduktion. Würden Menschen mit ihren Ängsten besser umgehen lernen, wir könnten uns viel persönliches und soziales Leid ersparen.

Nach dem Tod meiner Eltern war meine Trauer noch lange spürbar, doch das Leben ging weiter. Als Arzt und Therapeut dagegen war ich beruflich nun in einer äußerst erfreulichen Position. Durch die Möglichkeiten einer Klinik mit sofortiger Diagnose, gleichzeitiger therapeutischer Intervention plus multimodaler Therapie war ich nun scheinbar am Zenit angekommen. Die Zufriedenheit der Patienten war enorm, weil sie einerseits langjährige Schmerzen in wenigen Tagen abbauen, andererseits vorbeugende Maßnahmen erlernen konnten. Diese Verbindung war für mich äußerst lehrreich. Ich versuchte nun, die Effektivität unserer therapeutischen Maßnahmen zu erhöhen. Immer wieder gab es nämlich Patienten, bei denen die bewährten Methoden nicht anschlugen. Hier gelang es durch ein Mehr an Interventionen, Infusionen, Me-

dikamenten und anderen Therapien nicht, die Situation zu be-
frieden.

Die Angst, als Therapeut zu scheitern, nicht helfen zu können, war und ist eine wichtige Triebfeder. Angst ist in diesem
Fall jedoch nicht Panik, sondern eher Respekt vor der Medizin
oder dem Patienten. Nach dem Motto »Nil nocere! – Niemals
Schaden zufügen!« war es mir wichtig, Techniken zu finden,
die aus einer therapeutischen Eskalation herausführen. Wo
war nur das Missing Link, wo steckte der Fehler im System?
Mir wurde klar: Es benötigte nicht ein Mehr vom Selben, sondern einen anderen Zugang. Der Standpunkt musste offensichtlich gewechselt werden.

KAPITEL 2

Cannabinoide als Missing Link in der Schmerztherapie

Von meinen ersten Erfahrungen im Einsatz von Cannabinoiden bei chronischen Schmerzpatienten bis heute sind nun 18 Jahre vergangen. In meinen frühen wissenschaftlichen Arbeiten 2003/2004[23] konnte ich eine große Überlegenheit der Cannabinoide bei stark chronifizierten Schmerzen gegenüber herkömmlichen Schmerzmitteln zeigen. Die Ergebnisse der randomisierten, doppelblind kontrollierten und arzneimittelgesetzkonformen Studie wurden 2006 veröffentlicht, blieben jedoch ohne Auswirkung auf die damalige Schmerztherapie.

Auch wenn es für die Öffentlichkeit schwer zu verstehen ist, dass sich bessere Methoden nur schwer durchsetzen lassen, war für mich schon damals klar und einleuchtend, dass neue Methoden ungefähr eine Medizinergeneration benötigen, um gesellschaftlich anerkannt zu werden. Sieht man sich die Geschichte der Schmerztherapie an, so gab es immer wieder Quantensprünge, die aber stets einige Zeit brauchten, um allgemeine Akzeptanz zu finden. So wurde das serotoninerge

System (zum Beispiel Antidepressiva) in den 1930er Jahren entdeckt – die Einführung in die Medizin gelang erst in den 1960ern. Opiate als stärkste bekannte Schmerzhemmer wurden in den 1960er und 1970er Jahren entdeckt – die Freigabe durch die Weltgesundheitsorganisation erfolgte erst 1998 (für den benignen Schmerz, das heißt für gutartigen, durch keinen Tumor verursachten Schmerz). Ich kann mich noch gut erinnern, als ich 1994 die ersten Opiate auf Rezept verschrieben habe. Damals wurden die Patienten in der Apotheke schroff abgewiesen. Man sagte ihnen, dass ich sie süchtig machen wolle, und forderte sie auf, sofort den Arzt zu wechseln. Wenn ich an diese Zeit zurückdenke, muss ich innerlich schmunzeln, aber damals war das natürlich für manchen Patienten eine schwierige Situation; einigen entging dadurch eine angemessene Therapie.

Auch für mich als Arzt war meine Position, die Opiatgabe zu befürworten, nicht immer leicht. Als Oberarzt einer damals in Österreich führenden Schmerzabteilung konnte ich die ablehnende Haltung vieler Kollegen und Apotheker aber gut ertragen, da ich fundierte wissenschaftliche Argumente hatte. Mit dem Einzug der Opiate hatte ich anfangs das Gefühl, nun sei Schmerz kein Problem mehr, man müsse nur die Dosierung hoch genug anheben – leider war dem nicht so! Denn viele Patienten vertragen diese Medikamente nur schlecht oder überhaupt nicht und leiden unter Nebenwirkungen wie Übelkeit, Erbrechen, Gewichtsverlust, geistiger Beeinträchtigung, dämonischer Müdigkeit und Apathie, Unruhe und massiven Muskelverspannungen, Magen- und Darmkrämpfen bis hin zu schwerer Verstopfung und Darmverschluss. Opiate wirken zudem atemdepressiv, eine Unterversorgung mit Sauerstoff ist möglich.

Auch andere Schmerzmittel wie NSAR, Cortison und Co-Analgetika sind beim Dauereinsatz nicht unproblematisch. NSAR sind nichtsteroidale Antirheumatika; das sind schmerzlindernde und entzündungshemmende Medikamente, die kein Cortison enthalten. Sie führen häufig zu einer vermehrten Wasseraufnahme im Körper und damit möglicherweise zu Nierenversagen, Bluthochdruck, Herzinfarkt und Schlaganfall.[24] Auch Magen- und Darmblutungen sind bei hoch dosiertem Einsatz mögliche ernsthafte Komplikationen.

Klassische Schmerzmittel (Analgetika) werden häufig mit sogenannten Co-Analgetika kombiniert. Diese Substanzen ergänzen die Wirkung der Schmerzmittel. Zu ihnen gehören zum Beispiel Antidepressiva, Antikonvulsiva (eigentlich zur Behandlung oder Verhinderung von epileptischen Anfällen) und Neuroleptika (aus der Gruppe der Psychopharmaka, mit dämpfender und antipsychotischer, also den Realitätsverlust bekämpfender Wirkung).

Bei der Gabe von Cortison (wird häufig bei Infiltrationen wie Injektionen beigefügt oder oral bei Rheumaschüben verabreicht) kann es nach einigen Wochen zum sogenannten Cushing-Syndrom kommen: Stammfettsucht und Vollmondgesicht, Osteoporose, Hautatrophie (Ausdünnung der Haut) und Diabetes. Außerdem wirken diese Präparate nur bei entzündlichen Schmerzen, wie aktivierter Arthrose und Arthritis, jedoch ganz selten bei chronischen Schmerzsyndromen.

Auf den Punkt gebracht: Alle bisherigen Optionen der Schmerztherapie für chronische Schmerzpatienten sind recht problematisch und mit vielen Komplikationen verbunden.

Mein Einstieg in die Welt der Cannabinoide

Meinen Einstieg in die Welt der Cannabinoide habe ich einem Besuch eines Schmerzkongresses im Jahr 2001 in Berlin zu verdanken. Es handelte sich um ein Seminar über die Wirkung von Cannabinoiden bei Schmerzen. Prof. Walter Zieglgänsberger vom Max-Plank-Institut München[25] hatte mein Interesse geweckt. Mir wurde zunehmend bewusst, dass Cannabinoide das »Missing Link« in der Schmerztherapie sein dürften. Mir war klar: Hier galt es dranzubleiben. Die molekularen und neurobiologischen Erkenntnisse waren zwar noch gering, aber die Ergebnisse sehr überzeugend. Und es liegt eine Aufzeichnung über den medizinischen Nutzen vor, die Jahrtausende zurückreicht. Archäologische Funde in China datieren auf die Zeit um 2800 vor Christi Geburt, gefolgt von Aufzeichnungen aus Ägypten, Persien, Indien, dem Arabischen Reich und dem Avicenna Codex Medicinae; dieser Kanon der Medizin war jahrhundertelang ein medizinisches Standardwerk. Auch die mittelalterliche Äbtissin Hildegard von Bingen beschäftigte sich im Zuge der Kräuterheilkunde mit dem Nutzen von Hanfsamen.

So begann ich im Jahre 2001 mit den ersten Verlaufsbeobachtungen mit Cannabinoiden an chronischen Schmerzpatienten mit hohem Schmerzniveau, denen mit herkömmlichen Therapien nicht zu helfen war. Denn es gibt wirklich Menschen, die seit 20 und mehr Jahren keinen einzigen Tag ohne Schmerzen erleben durften, die einfach vergessen haben, wie es ist, ohne Schmerz zu sein; deren Alltag sich völlig nach dem Schmerz ausrichtet, die ihr Leben nicht mehr ohne fremde Hilfe schaffen. Dies bedeutet eine extreme Belastung für die Betroffenen selbst, aber auch für die Partner und Begleitpersonen. Selbst für Ärzte und Therapeuten entstehen erhebliche Belastungen, wenn sie ihren Patienten nicht helfen können.

Da ich aus der Orthopädie komme, dachte ich anfangs funktionell und mechanisch: dass man operieren oder infiltrieren könne und, wenn nötig, das einfach wiederhole, dann müsste das Ganze schon besser werden. Aber so ist das nicht. 20 Jahre oder mehr an Schmerzen betreffen nicht nur den Bewegungsapparat, sondern derart lange Schmerzen haben sich längst sehr tief in unser Hirn, Rückenmark und in die Nerven einprogrammiert – sie sind Teil des Menschen geworden. Ich habe eine Menge Patienten mit unglaublichen Operationsgeschichten kennengelernt, bei denen in einer Art »Salamitaktik«[26] ein Segment der Wirbelsäule nach dem anderen versteift und verblockt wurde, in der Hoffnung, des Schmerzes Herr zu werden. An diesem Punkt möchte ich allen Chirurgen, die sich tagtäglich mit schwierigen Situationen herumschlagen müssen, meine volle Anerkennung aussprechen. Viele meiner chronischen Schmerzpatienten benötigen auch dann und wann einen operativen Eingriff. Diese Zeilen sollen aber darauf aufmerksam machen, dass ein vorschneller Eingriff ohne vorherige medikamentöse Einstellung (etwa mittels Cannabinoiden) und ohne erfahrene ärztliche Begleitung und Führung durchwegs schlechte Ergebnisse erzielen kann. Die Folge sind beträchtliche Belastungen für die Patienten und auch für die Allgemeinheit.

Nach den Opiaten sind die Cannabinoide die Substanzgruppe mit dem höchsten schmerztherapeutischen Potenzial. Ein Umstand, den ich immer aufmerksamer registrierte. Nach dem Wechsel in eine Wiener Privatklinik wollte ich ab 2001 meine therapeutischen Aktivitäten durch das Segment der Cannabinoide erweitern. Nach ersten erfolgversprechenden Behandlungsversuchen mit schwer schmerzkranken Patienten, die keinerlei Hoffnung auf Linderung hatten, war meiner Ansicht nach nun der Zeitpunkt gekommen, diese Behandlungsform in Problemsituationen im klinischen Alltag zur Anwendung zu bringen. Ich benötigte jedoch die Zustimmung der Klinik – und die bekam ich damals nicht. Zu hypothetisch war mein Ansinnen und vielleicht gefährlich für die Patienten und das Image. »Haschisch in einer Privatklinik – nein danke!« Die Gespräche mit der ärztlichen Direktion verliefen wenig ermutigend.[27]

Eine Studie muss her

Der einzige Ausweg, der mir einfiel, war eine kontrollierte Studie. Hehre Wissenschaft mit dem Siegel des Bundesministeriums konnte auch in einer Klinik nicht untersagt werden. Eine Studie musste also her.

Doch so ein Vorhaben ist mehr als mühsam. Arzneimittel-gesetzkontrollierte Studien benötigen nicht nur viel Zeit und Aufwand, sondern auch Geld. Ich wiederum war sehr motiviert und voller Tatendrang. Ich stellte meine erfolgreichen Patienten einem bekannten Neurologen der größten Universitätsklinik Österreichs vor und hoffte auf ein positives Votum für eine wissenschaftliche Studie. Nach wenigen Wochen hatte ich dieses Votum für weitere wissenschaftliche Arbeiten in Händen und pilgerte nun zu einem Biometriker (Biometriker erfassen bei klinischen Studien die Daten, werten sie aus und bereiten sie auf). Er stellte nun Verbindungen zu Arzneimittel erzeugenden und vertreibenden Unternehmen her und versuchte, die finanzielle Unterstützung für die Prüfmedikation zu bekommen. Dieses Unterfangen erwies sich als äußerst schwierig, da die Firmen für das notwendige Präparat keinerlei Forschungsgelder im Budget hatten. Nach Monaten war es dann doch so weit und unser Studienplan konnte bei der Ethikkommission eingereicht werden. Nach der Absolvierung dieser Hürde kam der nächste Schritt: Wir benötigten das O.K. des Bundesministeriums und der Arzneimittelaufsicht. Auch eine Versicherung für die Studienteilnehmer musste organisiert und bezahlt werden. Danach folgten Monate des Wartens. In der Zwischenzeit hieß es, eine Großapotheke ausfindig zu machen, die das Medikament und das Placebo verpacken konnte, ohne dass Patient oder Untersucher wussten, wer das Placebo und wer das Medikament bekam.

Zuletzt gelang es, gegen viel Widerstand und mit großem Aufwand, eine akademische Studie[28] zu realisieren. Dazu wurden 30 Patienten angeworben, viele von ihnen Schmerzpatienten ohne jede Hoffnung mit durchschnittlich 20 Jahren Leidensweg.

Die Studie war, wenn auch klein, vom Ergebnis her signifikant und beflügelnd. Trotz der langjährigen Schmerzerkrankungen (Schmerzerkrankung wird in Österreich nur als Symptom gesehen, aber nicht als eigenständige Krankheit – gerade deswegen ist es mir wichtig, hier von einer Krankheit zu sprechen. In der Schweiz wird chronischer Schmerz so wie in Deutschland zunehmend als Krankheit eingestuft.) bei diesen 30 Studienteilnehmern kam es bereits nach vier Wochen Medikamenteneinnahme (als Cannabinoid wurde Nabilon, heute Canemes genannt, eingesetzt)[29] zu einer signifikanten Schmerzreduktion; zuletzt profitierten fast alle davon. 85 Prozent entschieden sich für die weitere Einnahme von diesem Cannabinoid. Und – das war das Allerbeste – die Lebensqualität der Patienten verbesserte sich in ganz vielen Bereichen.

Nach Abschluss der Studie lud ich alle Patienten zu einem freiwilligen Video ein. Erst diese persönlichen Abschlussinterviews, die Geschichte jedes Einzelnen zu hören, haben bei mir tiefes Verständnis geweckt. Denn aus ausgewerteten Zahlen alleine kann man nicht auf die Überlegenheit einer Methode schließen. Dazu braucht es auch detaillierte Berichte und Schilderungen. Und die hatte ich nun vorliegen. Mit dieser Untersuchung war ich mit meinem Team in Österreich, in Europa, ja in der ganzen Welt weit vorne. Mit dieser Studie im Gepäck konnte ich nun mit Recht behaupten, dass die Evidenz für den Einsatz von Cannabinoiden in der Schmerztherapie spricht.

Auch als Arzt machte ich Fortschritte. Ich begann immer mehr zu verstehen, dass Schlaf, Entspannung, Ausdauer, innere Ruhe und Loslassen genauso wichtig sind wie Impuls, Energie, Tatendrang und Begeisterung. Alles eben zu seiner Zeit und im richtigen Rhythmus, mit der richtigen Intensität.

Eine Herausforderung bei Studien mit Cannabinoiden ist deren breite Wirksamkeit, deren breites Spektrum, sodass es sehr schwierig ist, die Haupt- und Nebenparameter wie Schmerz, Schlaf, Muskelentspannung oder Appetit zu entwickeln. Der Parameter Schmerz war klar, er sollte ganz oben stehen. Aber danach wurde es schon schwieriger: Ist Schlaf wichtiger als Muskelentspannung? Wie kann die entzündungshemmende Wirkung objektiviert werden? Was machen wir mit Darmtätigkeit und Depression oder Angst? Wer einmal auf so einem komplexen Feld evidenzbasierte Medizin gemacht hat, weiß, wovon ich spreche. Die Ergebnisse sollen möglichst numerisch sein, sodass damit Computerprogramme gefüttert werden können.

Für das Rating benötigten wir fünf Ärzte, wobei ich meiner Frau und ihrem gesamten Ärzteteam danken möchte, die in ihrer Freizeit die Studie evaluieren halfen. Pro Studienteilnehmer waren zehn Kontrollen zu je einer Stunde geplant – insgesamt 300 Stunden Kontrolluntersuchungen, alle zu einem genau fixierten Zeitpunkt, Aufschub oder Verzögerung nicht möglich. Es war wirklich ein Glück, dass das alles wie am Schnürchen lief. Nach acht Monaten hatten wir die Ergebnisse: Die Studie ließ den Schluss zu, dass Cannabinoide bei komplexen Schmerzerkrankungen eine gute Alternative und Unterstützung zur bisherigen Behandlung darstellen.

Ganz beglückt vom Ergebnis pilgerte ich wieder zu dem berühmten Neurologen an die Uniklinik, in der Hoffnung, dort Lob und Anerkennung zu erfahren. Er hatte jedoch nur kurz Zeit und sah Probleme bei der Zusammensetzung des Patientengutes und anderen Details. Das alles wäre zu schwach, zu dünn, meinte er und sah keine Möglichkeit, von sich aus unterstützend einzugreifen.

Die wissenschaftliche Studie hatte mir und meinen Patienten zwar keinen Durchbruch bei der Fachgesellschaft gebracht, dennoch hatte ich nun wissenschaftlich belegte Zahlen. Ich konnte in der Klinik mit Cannabinoiden weitertherapieren und bei einer Reihe von Kongressen meine Inhalte präsentieren. Auch das sponsernde Pharmaunternehmen unterstützte uns weiterhin mit Proben; zudem entwickelte ich ein Seminarsystem zum Thema Cannabinoide.

Worte sagen oft mehr als Zahlen

Nach Abschluss der Studie hatte ich, wie bereits erwähnt, mit den Studienteilnehmern Interviews geführt, um die Ergebnisse auch qualitativ besser verstehen zu können. Diese Extraarbeit war für mich von ganz großer Bedeutung. Durch die persönlichen Erfolgsgeschichten wurde mir einiges klar, was ich aus den reinen Datensätzen nicht hätte herauslesen können. Die Abschlussinterviews haben mir viel Motivation zum Weitermachen gegeben.

Als Beispiel hier das Interview mit einer 34-jährigen Kopfschmerzpatientin:

Arzt: »Ich hätte nun gerne durch dieses Interview Ihre Eindrücke, Ihr Resümee zu dieser Studie.«

Patientin: »Also, ich kann sagen, ich bereue es nicht, dass ich bei der Studie mitgemacht habe. Sie hat mir sehr viel Hoffnung gegeben, dass man doch noch was machen kann. Ich habe seit zehn Jahren gleichbleibend Kopfschmerzen, durch keinerlei Therapie hat sich da etwas getan. Durch das Cannabinoid hat sich mein Schlafverhalten deutlich gebessert, das muss ich sagen, das war auch schon ein eigenständiges Problem. Ich war ja schon im Schlaflabor. Durch das Cannabinoid bin ich ruhiger geworden, durch den Schmerz ist man immer aufgedreht, man ist immer auf Hochtouren und kommt nicht runter; durch das Cannabinoid hat sich das deutlich gebessert.

Am Anfang war ich durch die Cannabinoide sehr müde[30,31,32,33] und ich habe das damals sehr negativ aufgenommen. Später war ich aber froh darüber, weil sich die Schlafqualität verbessert hat. Meine Lebensqualität allgemein hat sich verbessert, weil man positiver wird, weil man das Gefühl hat, dass sich doch was tut.

Ich habe immer noch jeden Tag Kopfschmerzen, doch die Intensität ist reduziert. Mein großes Erfolgserlebnis ist, dass ich jetzt, nach acht Jahren, endlich beginnen konnte, leichten Sport zu treiben, das war immer mein größtes Ziel; dass ich meine Rückenmuskulatur stärken und damit den Schmerz lindern kann. Vorher hatte ich versucht, drei bis vier Einheiten Einzel-heilgymnastik zu absolvieren. Aber da ist es derart viel schlech-ter geworden mit Schwindel, Schmerz und allen Zuständen, dass ich wieder aufhören musste. Ich bin eigentlich nie dazu gekommen, über einen längeren Zeitraum Sport zu machen. Wenn ich es vergleiche, Wirbelsäulenschmerzen und Kopf-schmerzen, haben sich nicht beide drastisch gebessert, aber ich bin viel aktiver geworden. Ohne Cannabinoid wären die Schmerzen diametral nach oben gegangen, mit Cannabinoid sind die Schmerzen trotz Belastung stabil oder sogar reduziert geblieben, obwohl ich viel mehr körperlich machen kann.

Mein größter Wunsch war es, im Sommer Rollerbladen zu gehen. Dazu habe ich acht Jahre gebraucht, aber heuer im Sommer habe ich es geschafft. Das muss ich sagen, das wäre mir ohne Cannabinoid nicht gelungen. Der Appetit hat sich total gebessert, ich hatte nie so richtig Hunger, weil ich mit den Schmerzen, dem Schwindel und der dadurch bedingten Übelkeit zu kämpfen hatte.[34] Das ist mit dem Cannabinoid deutlich besser geworden. Ich wache auch nicht mehr mit Übelkeit auf. Der Hunger ist viel besser, Gewicht habe ich zu-genommen. Die Nebenwirkungen sind nicht so schlimm, wie ich mir das vorgestellt habe. Man ist etwas müder als sonst, man ist relaxter und, was viel besser ist, da ist die Distanz zum Schmerz. Der Schmerz ist da, aber ich hadere nicht mehr, er ist nicht mehr das Haupttagesgeschehen! Ich denke jetzt, es ist so, aber ich lebe besser damit.«[35]

Arzt: »Sollte man die Therapie mit Cannabinoiden auch bei anderen Schmerzpatienten forcieren?«

Patientin: »Ich fände es fahrlässig, wenn man dieses Präparat anderen Patienten vorenthalten würde und sie diese Chance nicht bekämen. Das Medikament müsste man auf Kassenkosten bekommen.

Eine Betreuung, Begleitung durch einen erfahrenen Arzt, wie im Rahmen dieser Studie, ist sicherlich sehr hilfreich und notwendig. Anfangs hatte ich gegenüber der Substanz große Vorurteile. Ich hatte ja noch nie etwas in dieser Richtung ausprobiert.

Dabei wirkt es auf vielen Ebenen: Man ist gelassener, distanzierter, der Schmerz wird besser, auch der Schlaf; bei den allermeisten chronischen Schmerzpatienten ist der Schlaf ein Problem, da sie in der Nacht kaum oder nicht liegen können. Durch die Cannabinoide erspart man sich ein Schlafmittel oder ein Antidepressivum, weil die Schmerzen nachlassen und die Stimmung sich verbessert. Man hat mit Cannabinoiden sehr viel Lebensqualität, die man sonst nur durch verschiedene Ärzte und verschiedene Präparate erlangen könnte. Es ist ein sehr komplex wirkendes Präparat.«

Arzt: »Wie sieht es mit Konzentration und Leistungsfähigkeit beim Denken aus: Fühlen Sie sich dabei stark beeinträchtigt?«

Patientin: »Die erste Woche war ich sehr mau und habe neben mir gestanden, dann habe ich das Cannabinoid am Wochenende gesteigert, wo es mir egal war, ob ich ein wenig neben mir stehe. Es ist hilfreich, wenn man das Cannabinoid abends etwas früher nimmt, falls man am Morgen Auto fahren muss, weil einem die Müdigkeit eine Zeit nachhängt, wenn man das Medikament zum Beispiel erst um 22 Uhr nimmt. Ich nehme es jetzt abends so früh wie möglich, damit ich morgens besser aus dem Bett komme.«

Arzt: »Wollen Sie es weiterhin nehmen?«

Patientin: »Ja!«

Arzt: »Danke für das Interview.«

Der notwendige Selbstversuch

Zehn Jahre hatte ich bereits als Arzt praktische Erfahrung mit Cannabinoiden gesammelt, aber ich hatte es noch kein einziges Mal selbst ausprobiert. Ein eitriger Zahn zwang mich nun dazu. Opioid und Antirheumatikum hatten zu wenig Wirkung, außerdem war Wochenende. Der Zahnarzttermin sollte erst in zwei Tagen stattfinden. Ich nahm also zusätzlich ein Cannabinoid (Nabilon 0,5 mg) und spürte die Wirkung alsbald – ich war also ein Responder. Das bedeutet, dass ich auf Cannabinoide anspreche. Der Schmerz des Zahnes nahm an Intensität ein wenig ab und ich konnte mich ausruhen, gut schlafen und hatte keinerlei Probleme, mich mit anderen Menschen zu unterhalten.

Später hat man mir gesagt, dass ich zu diesem Zeitpunkt ungewöhnlich ruhig war und eher wortkarg. Der Zahn wurde behandelt, die Schmerzen schwanden. Um das Cannabinoid solo zu testen, nahm ich es noch einige Tage. Und erst jetzt konnte ich feststellen, dass ich die vergangenen Jahre nie richtig tief hatte entspannen können. Auch in längeren Urlauben hatte ich diesen Zustand nicht mehr erreicht. Nun wachte ich in der Früh richtig schön entspannt auf. Das war neu für mich und sehr angenehm. Auch bei den Gelenken und der Wirbelsäule waren plötzlich wieder Bewegungen möglich, die sonst nur schwer realisierbar waren. Als Nebenwirkung gab es vielleicht ein ganz leichtes Gefühl der Benommenheit, aber keinen Schwindel. Der Appetit war ausgezeichnet; trotz leicht trockenem Mund waren mein Geschmack- und Geruchssinn gut.

Als Nächstes wollte ich testen, ob das Medikament Einfluss auf meine Fitness hatte. So begab ich mich auf meine Joggingrunde. Ich trabte dahin, ohne jegliche Ermüdung und ohne irgendwelche negativen Gefühle. Anstrengen wollte ich mich aber nicht, bergauf ging ich, statt zu laufen, und Sprints gab es auch keine.

Bei meinen familiären Kontakten konnte ich plötzlich gut zuhören, ohne gleich dagegen zu reden. Aussagen, die mich normalerweise augenblicklich in Alarmbereitschaft versetzt hätten, ließen mich kalt.[36] Ich hatte Zeit, mich in dieser emotionalen Ruhe auf die Antwort gut vorzubereiten oder es einfach beim Zuhören zu belassen. In manchen Situationen ist das für das Zusammenleben und für eine Partnerschaft von großem Vorteil. Bei einem Hobbyfußballspiel verletzte ich mir eine Zehe ein wenig, erst zu Hause empfand ich bei genauerer Untersuchung etwas Schmerzen.

Meine wichtigste Erkenntnis bei diesem Selbstversuch mit Cannabinoiden war, dass ich jederzeit tiefe Entspannung und Regeneration erreichen kann, und das in nur wenigen Stunden. Guter Schlaf, tiefe Entspannung und Ruhe waren mir endlich möglich.[37] Als zusätzlich förderlich erwiesen sich ausdauernde, sanfte Bewegung, gesundes Essen (slow food) und wohlwollende, entspannte Gespräche und Beziehungen.

Wer sich selbst zutiefst wohlfühlt, ist auch für andere ein Geschenk – das wurde mir in dieser Phase klar.

Nach wenigen Tagen der Einnahme hatte ich gefühlsmäßig eine grundlegende Regeneration erreicht. Doch langsam störten mich die leichte Antriebslosigkeit und Müdigkeit. Auch hatte ich etwas an Gewicht zugelegt und ich bemerkte, dass ich in der Ordination für meine Patienten weniger Empathie als sonst aufbringen konnte. Nachdem die Cannabinoide nun nicht mehr vonnöten waren, beendete ich diesen Selbstversuch und hatte keinerlei Entzugserscheinungen.

Seitdem habe ich die Cannabinoide immer wieder einmal ein paar Tage genommen, vor allem am Wochenende und im Urlaub. So habe ich die Sicherheit, Schmerzzustände schnell und dauerhaft beeinflussen zu können.[38]

Wenn ich heute Patienten beobachte, untersuche und befrage, dann bemerke ich rasch, ob ein Endocannabinoid-Mangel vorliegen könnte. Meistens handelt es sich um Patienten mit langen Schmerzgeschichten, mit stark reduzierter Lebensqualität und hohem Leidensdruck, die die daraus resultierenden Spannungen und Schmerzzustände nie völlig abbauen können.

Weiterbildung und Austausch

Auch als Arzt muss man sich weiterbilden, um für seine Patienten immer auf dem neuesten Stand zu sein. Hatte meine Auseinandersetzung mit Schmerz mit einem Autounfall 1978 begonnen, so wollte ich nun, es war das Jahr 2008, dieses Wissen in einem Masterstudium (Interdisziplinäre Schmerzmedizin) noch einmal »upgraden« und erweitern.

Der erste Studienlehrgang zu diesem Thema wurde damals an der Medizinischen Universität Wien angeboten – und ich wollte dabei sein. 16 Wochenenden von Donnerstag bis Sonntag sollten über zwei Jahre verteilt der Schmerzmedizin gehören; mit abschließender Masterthese, versteht sich. Beim ersten Treffen waren wir 30 Studierende aus Deutschland, Österreich und der Schweiz, viele davon Schmerzspezialisten von führendem Rang. Ich denke da zum Beispiel an die Kollegen aus dem schweizerischen Nottwil, dem führenden Paraplegiker-Zentrum Europas: eine Spezialklinik für Querschnittgelähmte.

Das Besondere an diesem Studium war die Möglichkeit, mit Ärzten aus unterschiedlichsten Fachbereichen mit völlig unterschiedlichen Zugängen diskutieren zu können. Alsbald wurde spürbar, wo es eine gewisse Offenheit, eine Bereitschaft zur Diskussion gab und wo eher abgeblockt und einer gewissen Evidenz gefrönt wurde. Wie zu erwarten ergab sich die größte Spannung, wenn mechanistische Fragestellungen auf neurobiologisch-psychiatrische prallten. Rund ein Drittel der Kursteilnehmer hatte beträchtliche Probleme, psychologische und psychiatrische Themen bei Schmerzerkrankungen gelten zu lassen. Sie konnten nur schwer anerkennen, dass Schmerzen psychische, psychiatrische und vielfach auch soziale Gründe haben können.

Ich selbst hatte rasch einen unsichtbaren Stempel auf der Stirn, auf dem »Cannabis-Doktor« stand. Ich war in dieser Runde der Einzige mit etwas mehr Erfahrung rund um Cannabinoide in der Schmerztherapie und ich versuchte – nicht krampfhaft, aber doch zielstrebig –, den Stellenwert der Cannabinoide in der Grauzone zwischen den einzelnen Fachbereichen einzubringen. Was mir dabei gut gefiel, war die Bereitschaft vieler, darüber zu lernen. Natürlich wurden meine »cannabinoiden Einwürfe« auch kommentiert. Der geflügelte Satz »Jetzt hat er sich wieder eingeraucht« – gemeint war Cannabis – trug zur allgemeinen Stimmungsverbesserung bei und ging in die Geschichte dieses ersten interdisziplinären Lehrgangs an der AKH MedUni Wien ein, ohne dass ich jemals einen Joint geraucht hätte.

Als besonders interessant und auch heftig empfand ich die psychiatrischen Diskussionsforen; ein Rollenspiel, bei dem man als Arzt einen Patienten mimte, befragt und analysiert wurde. Man wechselte also die Seite und sah die Angelegenheit aus dem Blickwinkel des Patienten – im Alltag des Arztes eher ungewöhnlich! Dabei wurde deutlich, dass man als Arzt in gewissen Situationen falschliegt, unter manchen Bedingungen nicht helfen kann und höchstens die Situation des Patienten stabilisieren könnte. Ich beschränke mich hier auf drei Fälle, die zeigen, dass es psychische und soziale Ursachen gibt, die eine Heilung unmöglich machen.

Häufig diskutiert wurde der Fall eines Patienten, der nach einem Motorradunfall unter einem Phantomschmerz litt. Keine Therapie brachte Erfolg. Nach dem Unfall war der Beinamputierte bei seinem Bruder und seiner Schwägerin untergekommen, konnte nicht mehr arbeiten und war seiner Krankheit hilflos ausgeliefert. Je mehr Hilfe von Bruder und Schwägerin angeboten wurde, je intensiver die ärztlichen Therapien ausfielen, desto schlechter ging es ihm und desto gewaltiger schienen die Phantomschmerzen zu werden. Erst, als er wieder allein wohnte und beruflich aktiv wurde, führte das bei diesem jungen Patienten zum Erfolg. Es ist zwar schwer zu verstehen, aber offensichtlich von großer Bedeutung, nicht in ständiger Abhängigkeit zu stehen und ein selbstbestimmtes Leben führen zu dürfen. Dieser Fall zeigte sehr schön, wie begrenzt rein medizinisches Denken ist und dass es weniger auf die Macht der Ärzte und Therapeuten ankommt, sondern auf die Macht des Patienten, sich selbst helfen zu wollen und das auch zu tun.

Ich selbst stellte im Rahmen dieser Rollenspiele einen chronischen Kopfschmerzpatienten aus meiner Praxis vor. Es handelte sich dabei um ein Kopfschmerzleiden über 60 Jahre hinweg, konkret um einen Spannungskopfschmerz mit Schmerzmittel-Overuse (Kopfschmerzen, die durch Schmerzmittel entstehen). Der Patient war ein Geschäftsmann, der immer nur bestens funktionieren wollte – für seine Firma und für seine Familie. In diesem Dogma des Funktionierens lag aber offensichtlich sein Problem. Denn sobald die begleitende Medikation reduziert wurde, war es mit dem Funktionieren vorbei. Der

Patient musste nun seinem Kopfschmerz nachgeben und sich hinlegen. Er konnte sich den Anforderungen des Tages dann nicht mehr stellen.

Dieses Bild des sympathischen und aufopfernden »Funktionierers« ist kein Einzelfall, er tritt sehr häufig auf. Ich wechselte also in die Rolle des Patienten und saß meinem Arzt gegenüber, dem ich Rede und Antwort stehen sollte. Dabei wurde mir klar, wie unbefriedigend die Lösungsversuche des Arztes waren, der sich zwar bemühte, gewisse Regeln in meine fehlgeleitete Therapie einfließen zu lassen, jedoch nichts erreichen konnte. Diese Pattsituation beschäftigte mich noch lange. Obwohl mein verzweifelter Kopfschmerzpatient auf Cannabinoide kurzfristig angesprochen und eine Verbesserung gezeigt hatte, kam es zum Rückfall und zum Absetzten der Medikation. Die Nebenwirkungen, Müdigkeit und Langsamkeit, hatten den ständigen Anforderungen der beruflichen und privaten Umwelt nicht standhalten können. Er wollte einfach immer und immer funktionieren, der notwendigen Ruhe des Älterwerdens keinen Raum schenken. Solche Situationen sind rein medikamentös oder interventionell (beispielsweise mit dem Stich einer Nadel an der Nervenwurzel) nicht lösbar, das habe ich aus diesen Analysen mit Sicherheit gelernt.

Dass auch die Mechanik der Knochen, Bandscheiben und eingeklemmten Nerven mit der Psyche verknüpft ist, zeigt der folgende Fall.

Unserer Studentengruppe wurde eine 65-jährige Patientin mit degenerativen Kreuzschmerzen vorgestellt. Abhilfe sollte eine Wirbelverblockung in der unteren Lendenwirbelsäule schaffen. Die Chirurgin hatte uns erklärt, dass konservativ schon einiges gemacht worden war, also medikamentös und physikalisch. So hatte die Patientin schon zwei Jahre lang Antirheumatika eingenommen, allerdings ohne Erfolg. Nun sollten wir die Patientin befragen und analysieren. Ich wollte zunächst etwas zum Therapieverhalten erfahren und wissen, ob sie bereits aktiv geturnt habe. Sie hatte noch nie Gymnastik gemacht – bisher waren nur physikalische Therapien zur Anwendung gekommen. Auf die Frage nach möglichen Auslösern des Kreuzschmerzes sagte sie, sie könne sich an nichts Bestimmtes erinnern. Auf die Frage nach Schicksalsschlägen nannte sie den Tod ihres Mannes vor 13 Jahren. Seither sei sie sehr oft traurig und dieses Ereignis ein Knick in ihrer Lebenslinie gewesen. Und auf die Frage, wie lange sie nun schon Kreuzschmerzen habe, kam die Antwort: 13 Jahre! Auch hier zeigt sich wieder klar der Zusammenhang zwischen Psyche und körperlichem Schmerz.

Lehrgänge wie dieser mit offenen, fundierten Diskussionen sind meiner Meinung nach enorm wichtig. Zwischen einem Hörsaal und dem Erfahrungsschatz von Schmerzprofis, die aufeinandertreffen und Fragen diskutieren, liegen Welten. Mir wurde zunehmend klar, dass es schier unmöglich ist, für Patienten die eine richtige Lösung zu finden. Meistens ist es sinnvoll, nach eingehender Analyse und Diagnostik mit einem interdisziplinären Team zu starten und die Entwicklungen abzuwarten. Was ist der Patient selbst bereit beizusteuern? Möchte er wirklich Veränderung? Sieht er medizinische Intervention als Impuls für einen neuen, von ärztlicher Hilfe unabhängigen Lebensabschnitt? Kann er seinen inneren Arzt wecken und sich selbst wieder spüren lernen? Kann er seine Achtsamkeit so weit steigern, dass ein resilientes Leben mit psychischer Widerstandsfähigkeit möglich wird?

Im Rahmen des Lehrganges bekam ich Raum, über meine Cannabinoid-Forschung zu berichten. 2008 waren Regeneration, Schlaf und Erholung noch keine großen Themen. Viel wichtiger schien die Bedeutung der Schmerzreduktion. Hier konnten die Cannabinoide mit Opioiden, den stärksten schmerzhemmenden Medikamenten, nicht mithalten.

Damals galt: je intensiver die Schmerzreduktion beim Patienten, desto besser das Behandlungsergebnis. Dieser Satz mag zwar kurzfristig gelten, aber langfristig ist die Schmerzreduktion alleine ohne Auswirkung auf die Lebensqualität. Denn das Gegenteil von Schmerz ist eben nicht *kein Schmerz*, sondern Wohlbefinden. Und an diesem Wohlfühlsystem arbeiten nicht allein Opiate und Serotonine, sondern vor allem auch die Cannabinoide (in der Evolution von Organismen steht die Kommunikation mit dem Endocannabinoid-System ECS ganz zu Beginn – es handelt sich also geschichtlich gesehen um ein sehr altes System).

Das Dogma *Schmerzreduktion um jeden Preis* war für mich endgültig gefallen. In meiner Masterthese konnte ich anhand von 30 Patienten zeigen, dass sich unter Cannabinoiden zunächst einmal Muskelentspannung, Schlaf und Appetit verbessern lassen und in der Folge der Schmerz. Alle diese Faktoren sind wichtig und hängen zusammen, das eine kann ohne das anderen nicht sein.

Gemeinsam dem Schmerz zu Leibe rücken

Chronische Schmerzen lassen sich nicht mit einer Spritze verjagen. Selbst das stärkste Medikament kann das Problem an sich nicht lösen. Hat sich ein Schmerz bereits über viele Jahre im Körper eines Menschen breitgemacht, kann man ihm nur dann erfolgreich begegnen, wenn man ihn quasi von mehreren Seiten gleichzeitig einzingelt, bearbeitet, behandelt. Um ein solch breites Angebot für Patienten zu schaffen, habe ich 2012 begonnen, in Bad Vöslau ein multimodales, interdisziplinäres Schmerzkompetenzzentrum aufzubauen. Die erste Zeit war natürlich mühsam; es galt Kollegen zu finden und eine Kooperation zu starten.

Mittlerweile arbeiten hier 25 Menschen unter einem Dach: fünf Ärzte, 17 Therapeuten und drei Assistentinnen. Das Spektrum ist breit gefächert und reicht von Anästhesie, Rheumatologie, Interne und Orthopädie über Physiotherapie, Ergotherapie, Sportwissenschaften, Diätassistenz und Psychologie bis zu Hypnose und Massage. Yoga- und Tai-Chi-Gruppen dürfen natürlich nicht fehlen. Unser Team betreibt Heilfastenprojekte, eine multimodale Schmerzgruppe, Tanzkurse in Zusammenarbeit mit der hiesigen Tanzschule und Teilnahme an Gesundheitstagen und Aktivitäten der Gemeinde.

Mit diesem breiten Angebot und durch den langjährig geschulten und sicheren Umgang mit Cannabinoiden hat unser Zentrum Aufmerksamkeit erregt. Die meisten Patienten und Klienten kommen wegen der Vielfalt der Behandlungsmöglichkeiten zu uns, einerseits weil wir therapeutisch bis hin zur

Intervention (zum Beispiel bei Nervenwurzelblockade) arbeiten, andererseits weil wir ganz sanfte Behandlungen wie Osteopathie oder Hypnose anbieten. Neben den medikamentösen, schulmedizinisch anerkannten Verfahren setzt sich bei unseren Patienten die zusätzliche Gabe von Cannabinoiden bei chronischen Schmerzen mehr und mehr durch.

Die Gründe für unsere wachsende Bekanntheit liegen vor allem in der Mundpropaganda. Zufriedene Patienten erzählen neue Methoden weiter und schicken Angehörige und Freunde in unser Kompetenzzentrum, denen sie hilfreich zur Seite stehen wollen. Dadurch, dass unsere Patienten auch immer wieder klinisch nachuntersucht und begleitet werden, sind Einladungen zu Fortbildungsveranstaltungen keine Seltenheit. Dort interessieren sich Ärzte, die selbst an Schmerzen leiden, für Cannabinoide. Gesundheitsveranstaltungen wiederum ziehen Artikel in einschlägigen Gesundheitsmedien nach sich – so konnte unser Team in der öffentlichen Wahrnehmung beträchtlich an Attraktivität und Bekanntheit zulegen.

Die bei uns tätigen Ärzte und Therapeuten motivieren ihre Klienten, passende weitere Leistungen in unserem Zentrum in Anspruch zu nehmen. Das Team lernt voneinander und entwickelt sich immer weiter. Dinge, die vor wenigen Jahren undenkbar waren, sind heute Realität. Früher war die Ischiastherapie mit dem Besuch beim Physiotherapeuten abgeschlossen und zugleich das Ende der Fahnenstange. Heute bestehen zusätzlich Angebote wie Bewegungstherapie, Sportwissenschaften, Yoga und Tai-Chi. Auch Angebote wie Heilfasten,

Tanzen und Schmerzgruppen finden regen Zulauf und verändern unsere Patienten nachhaltig.

Ein Arzt hat meist nur einige Minuten Zeit, um sich mit einem Patienten zu befassen; wer sich jedoch einer Heilfasten-Gruppe anschließt, verbringt eine ganze Woche in einem Ausnahmezustand. Viel Bewegung, Fasten, Meditation, Waldspaziergänge sowie Vorträge und Ruhepausen mit Leberwickeln und vieles mehr führen zu ganz wesentlichen, teilweise auch anhaltenden Verhaltensänderungen. Falsche Muster können nicht mit einem Arztbesuch beseitigt werden, sondern es braucht Zeit und Konsequenz, diese zu ändern und eine gesunde Wende in seinem Leben einzuläuten.[39]

Wer sich in einer ganzheitlichen Therapie befindet, kann mit dem Einsatz von Cannabinoiden seine Heilungschancen zusätzlich erhöhen. Denn Cannabinoide wirken auf verschiedenen Ebenen und unterstützen langanhaltend. Mit dem gesamten Wirkspektrum dieser Substanz beschäftigt sich Teil II.

TEIL II

Cannabinoide
in der Schmerztherapie

KAPITEL 3

Die Situation der Schmerzpatienten

DIE REALITÄT VIELER SCHMERZPATIENTEN ist leider wenig zufriedenstellend und die angebotenen Therapien bleiben oft ohne Erfolg. Während akute Schmerzen meist rasch behoben werden können, sieht die Situation bei chronischen Schmerzen anders aus. Die Patienten laufen von einem Arzt zum nächsten, versuchen alternative Angebote und geben viel Geld aus. Der Nutzen freilich ist meist sehr überschaubar oder gar nicht vorhanden. Nicht wenige Patienten brechen ihre Therapie frustriert ab und haben damit erst recht keine Chance auf Besserung. Eine Situation, die für Betroffene wie Ärzte gleichermaßen frustrierend ist.

Häufig werden nach Teilerfolgen in der Therapie Schmerzrückschläge gemeldet und sogar extreme und unerträgliche Schmerzattacken. Auch beim Sport geht nichts weiter, immer wieder kommt es zu Schmerzeskalationen nach Übungen oder sportlichen Aktivitäten.[40] Daneben klagt der Patient vielleicht noch über Schlafstörungen und mangelnde Schmerzreduktion trotz Therapie mit Opioiden. Nicht selten kämpfen die Betroffenen mit Nebenwirkungen wie Übelkeit und Appetitlosigkeit.

Viele Zeichen der Anamnese deuten in solchen Fällen auf unzureichende Resilienz hin. Gerade dann sollte auch an den begleitenden Einsatz mit Cannabinoiden gedacht werden, denn hier besteht eine große Chance, dass dieser Schritt von Erfolg gekrönt sein wird.

Ärger, Frust und Aggression

Die Psychologin Sandra Eder konnte durch Auswertung einer Patientengruppe unter Cannabinoiden sehr schön zeigen, dass Ärger für Schmerzpatienten ein großes Problem darstellt.[41]

Ein Beispiel ist Herr F., der sich vorgenommen hat, mit der Familie einen Ausflug zu machen, doch nun quälen ihn wieder massive Schmerzattacken und sabotieren das freudige Ereignis. Der Schmerz steuert sein Leben, nicht mehr er den Schmerz. Doch nicht nur der Patient ärgert sich, auch das Umfeld reagiert mit Ärger. Ärger über den Schmerz, über die fehlende Planbarkeit, die fehlende Verlässlichkeit. Ärger, ständig auf den Schmerzpatienten Rücksicht nehmen zu müssen. Das wiederum führt zu einer gewissen Aggressivität oder Frustration im Familienverband. Im Laufe der Zeit werden viele Betroffene zunehmend mürrisch und, je nach psychischer Konstitution, resignativ bis depressiv. Am Ende der Karriere eines chronischen Schmerzpatienten stehen viel zu oft Isolation, Depression und die Vermeidung vieler Aspekte, die ein erfüllendes Leben ausmachen.[42]

Ärgerlich empfinden viele Schmerzpatienten auch die mangelhafte Schmerzversorgung im deutschsprachigen Raum. Es gibt viel zu wenige fachkundige Ärzte und Anlaufstellen für chronische Patienten. Die Wartezeiten in Schmerzambulanzen sind oft sehr lang. Schmerzerkrankungen laufen in Österreich nach wie vor unter dem Begriff eines »Symptoms« und entsprechen keiner eigenständigen Erkrankung. Dadurch erfolgt die Therapie ambulant oder bei niedergelassenen Ärzten. Es gibt keine eigene Abteilung im Krankenhaus, die für eine normierte Ausbildung der Mediziner zuständig wäre. Trotz dieser nicht zufriedenstellenden Versorgung bleibt die Forderung vieler Mediziner nach einheitlichen Standards und Lehrabteilungen für Schmerztherapie bislang unberücksichtigt.

Schmerz und Angst

Wenn Patienten in die Praxis kommen und über ihren Schmerz berichten, beginnen ihre Erzählungen meist nicht am Anfang, sondern mitten im Geschehen. Sie legen beispielsweise die CD-ROM der Magnetresonanztomografie vor. Der Arzt soll nun erklären, wie das mit den Ischiasbeschwerden weitergehen soll. Über den Beginn der Schmerzen, die ersten Minuten und Stunden, die ersten Erlebnisse erzählt kaum jemand. Und dabei sind diese frühen Erfahrungen von größter

Bedeutung. Wichtig ist auch, wie die ersten Kontakte für Hilfeleistung ausgefallen sind. Wurde schnell, kompetent und gelassen reagiert, oder kam es zu Missverständnissen, Fehlinterpretationen und Verschleppung?

Als Beispiel möchte ich im Folgenden den Verlauf einiger Fälle mit akutem Einriss eines Bandscheibenfaserrings im Lendenwirbelsäulenbereich zeigen. All diese Fälle verbindet ihre Symptomgeschichte: Bei einer ungeschickten, ruckartigen Belastung der Lendenwirbelsäule reißt ebendieser Faserring ein, ohne dass zwingend eine größere Menge an Bandscheibengewebe austritt. Eigentlich eine recht harmlose Situation, da die Nerven nicht abgedrückt werden und die Verletzung nach wenigen Wochen wieder verklebt. Nach ein wenig Schonung und sanfter Bewegung sollte Normalität eintreten.[43]

Das Problem ist, dass die Schmerzen, die dabei entstehen, so fürchterlich sind, so plötzlich und unerwartet, dass die Betroffenen augenblicklich in Panik verfallen. Ein abrupter Stich vom Scheitel bis zur Sohle, viele stürzen wie ein Klotz zu Boden. Plötzlich völlig bewegungsunfähig, herrscht Alarm im gesamten Körper. Der Schweiß bricht aus, man liegt da und kann sich keinen Millimeter bewegen. Was jetzt? Die Gedanken und die Angst überschlagen sich.

So geschehen bei einem Dachdecker, der mittels Kran vom Arbeitsplatz heruntergeholt wurde. Auch im Schmerzkompetenzzentrum lag er noch völlig bewegungsunfähig. Er bekam eine Spritze in den Wirbelkanal, danach folgten Magnetresonanztomografie und die Diagnose »Annular Tear« (Einriss eines Bandscheibenfaserrings im Lendenwirbelsäulenbereich.) Fünf Tage später war er zwar noch nicht belastbar, aber schmerzfrei und guter Dinge. Unser Dachdecker hatte Glück im Unglück, denn sein Chef organisierte den Transport des Verletzten, woraufhin die Therapie zeitnah erfolgen konnte. Nicht alle haben dieses Glück: Stellen Sie sich jemanden vor, der bewegungsunfähig in einer Badewanne liegt und niemand ist da, der ihm helfen kann. Das Wasser wird kalt; er kann den Wasserhahn nicht erreichen, geschweige denn aus der Wanne klettern. Niemand hört ihn. Und dazu kreist das Gedankenkarussell: Wie geht es jetzt weiter? Ich kann mich nicht rühren, habe Schmerzen, wer hilft mir? Wie soll ich arbeiten gehen, mein Geld verdienen? Die ganze Existenz scheint plötzlich auf dem Spiel zu stehen.[44]

Oft reagiert auch das Umfeld unpassend. Ärzte und Therapeuten sind gereizt, unhöflich, wenig empathisch, sie nehmen den Patienten nicht ernst. Die MRT, also Magnetresonanztomografie, wird hinausgezögert.[45] Wahrscheinlich ist denen eine gute Diagnose das Geld nicht wert, denkt man sich als Patient. Das wird schon besser, hofft man dennoch. Aber ohne Befund und Beratung bleibt die große Angst – was ist, wenn dieser Schmerz wiederkommt? Da bleibe ich doch noch ein wenig liegen und schone mich. Angst und Vermeidung sind in solchen Situationen jedoch die schlechtesten Ratgeber. Wichtig ist, sich unbedingt ein wenig zu bewegen, so schnell wie möglich Abklärung und Beratung einzuholen und dann gezielt Therapien in Anspruch nehmen. Denn das Liegenbleiben, die übermäßige Schonung, das sogenannte Freezen (Erstarren) ist gefährlich.[46] Die feinen Wirbelsäulenmuskeln bauen rasch ab. Ohne Bewegung werden sie durch Fett ersetzt, unsere Geschmeidigkeit in der Bewegung wird durch einen hölzernen, ungelenken Bewegungsablauf abgelöst. Wenn in dieser Situation nicht Physiotherapie, Sport, Yoga, Tai-Chi oder ähnliche Maßnahmen zum Einsatz kommen, klettert die Verspannung hinauf bis zum Kopf. Der Betroffene ist nach der Verletzung zwar binnen weniger Wochen wieder mobil, tiefe Entspannung ist aber nicht mehr möglich; unvorsichtige Bewegungen führen immer wieder zu stechenden Schmerzen, an sportliche Bewegung ist nicht zu denken. Zurück am Arbeitsplatz wird alles zur Quälerei. Medikamente müssen ständig und regelmäßig eingenommen werden, um die acht Stunden vor dem PC oder ähnliche Belastungen zu ertragen. Mit einem Schlag sind die frühere Leichtigkeit und Unbeschwertheit vorbei. Zu Hause angekommen scheint jede körperliche Aktivität zu anstrengend, man fühlt sich müde und abgekämpft. Hinzu kommen die Ausgrenzung und Ablehnung durch andere Mitarbeiter und die Belastungen durch die Familie.[47]

Ohne professionelle Hilfe kommt der Patient aus dieser negativen Spirale nicht mehr heraus. Ein kleiner Einriss im Faserring der Bandscheibe kann zu Krankheitsverläufen von bloß fünf Tagen bis hin zu lebenslangen Problemen führen! Was ich daraus gelernt habe ist, dass die ersten Stunden und Tage nach dem Unfall große Bedeutung für den Krankheitsverlauf haben, ob man also seine Schmerzen loswird und die alte Lebensqualität wiedererlangt. Angst spielt dabei eine entscheidende Rolle. Es ist eben nicht der Schmerz an sich, der die Bewegung verhindert, sondern die Angst, dass das alles wieder so aggressiv und bedrohlich wird. Dass man wieder in eine von Schmerz und Bewegungsunfähigkeit geprägte Ohnmacht hineinfallen könnte.

Die ersten Tage nach einem Bandscheibenfasereinriss sind auch dadurch geprägt, dass der Alltag massiv umzuplanen ist. Es müssen regelmäßig schmerz- und entzündungshemmende Medikamente eingenommen werden, die Position zwischen Stehen, Sitzen und Liegen sollte unbedingt mehrmals in der Stunde wechseln. Der Körper braucht Schonung, aber sanfte Bewegung ist dennoch enorm wichtig. Bewegung ist für die Bandscheiben ein Wundermittel: Sie durchsaftet unsere Bandscheiben und hält sie bis ins hohe Alter vital. Fehlende Bewegung führt unweigerlich zu kranken, verkümmerten Bandscheiben.

Doch in der akuten Schmerzsituation tut jede Lageänderung weh. Aus dem Bett zu kommen oder vom Sitzen ins Stehen zu wechseln bedeutet eine enorme Überwindung. Abhilfe schafft, die Bauchdecke ganz fest anzuspannen und sich seitlich mit gestrecktem Rumpf mit der Kraft von Ellbogen und Händen vom Bett aufzurichten. Das Umdrehen im Bett gelingt am besten, wenn die Beine und Arme wie bei einem Baby angewinkelt sind. Sich ausgestreckt umzudrehen ist dagegen nicht möglich. All diese Positionswechsel sind von Beginn an wichtig und führen schon nach wenigen Tagen zur Schmerzfreiheit.

In dieser Situation ist es entscheidend, Hilfe anzunehmen. Das ist oft schwierig, denn viele Menschen sind das nicht gewohnt. Wer erledigt den Einkauf in den ersten Tagen? Wer fährt das Kind in die Schule? Jetzt lernt der Betroffene sein soziales Umfeld besser kennen: Wer kommt, in der Phase meiner Schwäche, und hilft ganz konkret? Welchen Leuten bin ich vollkommen egal? Auch in die Arbeit muss man neu hineingleiten – volle Belastung ist oft einige Wochen lang nicht möglich. Das gehört mit Chef und Team ausdiskutiert.

Zuletzt geht es um die Aufarbeitung: Wie konnte es so weit kommen? Habe ich im Alltag falsch priorisiert? Warum habe ich alles für die anderen gemacht und hatte für mich keine Luft mehr zum Atmen? Warum investiere ich in mein Auto, meine Wohnung, meine Hobbys, aber nicht in meine Person?

Danach ist es entscheidend, einmal pro Woche Bewegungstherapie zu beginnen und zu Hause jeden zweiten Tag Gymnastik und sanften Sport zu treiben. Mit regelmäßigem Sport schließt sich der Kreis. Denn beim Sport werden unser Endocannabinoide und Endorphine ausgeschüttet. Sie helfen uns über Angst, Schmerz und Depressivität hinweg.

Um es auf den Punkt zu bringen: Im akuten Schmerzzustand sind Diagnostik, Medikation, Schonung und Unterstützung von außen wichtig. Bewegung ist immer angesagt, so gut es geht und körperlich möglich ist. Angst und Panik sind *nie* gute Ratgeber! Respekt ja, jeder Körper hat Grenzen, die vor allem durch mangelndes Training und zunehmendes Alter definiert sind. Diese gilt es zu respektieren; der Grad der Trainierbarkeit ist daher sehr unterschiedlich. Eine regelmäßige und gut abgestimmte Bewegungstherapie mit gelegentlichem

Coaching durch einen Arzt, Therapeuten oder Trainer zeigt jedem, wo er steht. 150 bis 300 Trainingsstunden im Jahr, möglichst gleichmäßig verteilt, haben sich als Maß der Dinge für gesunde Erwachsene bewährt.

Isolation vermeiden

Menschen reagieren auf Schmerzen sehr unterschiedlich. Die einen beißen die Zähne zusammen und jammern nicht, die anderen suchen Trost und Rat. Vergehen Schmerzen auch nach längerer Zeit nicht, verlieren die Mitmenschen oft die Geduld und ziehen sich zurück. Oder es ist andersherum und die Patienten beginnen Schritt für Schritt, sich aus ihrem sozialen Umfeld zurückzuziehen. Zum einen macht es wenig Freude, unter Schmerzen andere Menschen zu treffen, zum anderen fehlt oft die Kraft, die alten Aktivitäten aufrechtzuerhalten. Ist der Schmerz bereits chronisch, werden nicht wenige Betroffene depressiv oder zumindest tief frustriert. In der Folge ziehen sie sich von anderen zurück.

Jeder von uns besitzt eine Reihe von physischen Möglichkeiten, die ihm helfen, Schmerz abzuwenden oder zu beenden. Zu diesen körpereigenen Systemen gehören das opierge/dopaminerge, das serotoninerge, das endocannabinoide System und andere mehr, wie das System unserer Sexualhormone. Diese Systeme sollten von Schmerzpatienten unbedingt aktiv aufrechterhalten werden – durch körperliche, geistige und soziale Aktivitäten. Es ist wichtig, Menschen zu treffen, seinen Hobbys zu frönen, seine Leidenschaften nicht abzulegen, sich auszutauschen, lebendig zu bleiben. Isolation bedeutet ein Ende dieses Austausches und ist tatsächlich oft Endstation einer missglückten Schmerzkarriere. Betroffene sollten alles tun, um dieser Entwicklung entgegenzuwirken.

Schmerzen nicht anzweifeln und sie ernst nehmen!

Elaine Scarry sieht eine geradezu existenzielle Bedeutung zwischen Schmerz und Kommunikation. Die Folter beschreibt sie als schlimmste Form des Schmerzes. Denn hier wird nicht nur körperlich und psychisch Gewalt ausgeübt, sondern der Betroffene wird auch sozial zerstört. Er muss Mitglieder seiner Gruppe, seiner Familie verraten und ist dadurch nicht mehr integrierbar.[48,49] Wer mit Schmerzpatienten redet und deren Realität anzweifelt, begibt sich in die Rolle eines »Folterknechtes«. Dieser Tatsache sollten sich alle bewusst sein – Ärzte, Behördenvertreter, Angehörige, Freunde von chronischen Schmerzpatienten. In der Realität ist sich dessen jedoch fast niemand bewusst. Es ist traurige Tatsache: Weil man Schmerzen nicht sehen und kaum messen kann und weil sich oft auch keine Gründe für chronische oder schwere Schmerzen finden lassen, werden viele Patienten nicht ernst genommen und mitunter als Simulanten abgetan.

Wer als Arzt chronische Schmerzpatienten behandelt, muss zuerst einmal eine gemeinsame Realität schaffen; gemeinsames Wissen um den Leidensweg und um die Möglichkeiten, also um die Ressourcen des Patienten.[50] Es ist meist nicht realisierbar, Schmerz einfach wegzunehmen, ihn zu eliminieren, ohne das Leben umzustrukturieren. Für akute Schmerzpatienten mag die alleinige Schmerzreduktion hilfreich sein, chronische Schmerzpatienten benötigen jedoch mehr. Für sie ist es enorm wichtig, dass man ihnen zuhört; erst an zweiter Stelle kommt die Schmerzreduktion. Das genaue Zuhören, das Hinhören und das Mitfühlen sind für den Therapeuten die Herausforderung einer Schmerztherapie. Ganz ohne Empathie geht es eben nicht. Es ist klar, dass ein Therapeut sich nicht ständig in diesen Gefühlen aufreiben darf, aber es ist wichtig, sich die oft komplexen und langen Geschichten erzählen zu lassen. Viele Patienten sind nach den ersten Gesprächen sehr erleichtert, wenn sie sehen und spüren, dass man ihnen ihren Schmerz abnimmt und nicht sofort an ihren Worten zweifelt oder ihnen Contra gibt. Einem Kranken seine Krankheit abzuerkennen oder sie infrage zu stellen, macht Heilung schwierig bis unmöglich. Der Patient wendet sich augenblicklich innerlich ab und verschließt sich vor dem Arzt und der Therapie.

Das soziale Nocebo

Bei der Behandlung chronischer Schmerzerkrankungen spielen äußere Faktoren eine immense Rolle. Veränderungen am Arbeitsplatz, Umschulungen und Neuorientierungen sind für den Behandlungserfolg oft entscheidend.

Sind diese Möglichkeiten erschöpft oder ist der Betroffene zu alt, kommt eine Reintegration in die Arbeitswelt häufig nicht mehr in Frage. An diesem Punkt startet dann die Begutachtung (Pensionsverfahren) – ein Prozess, der sich oft über Jahre hinzieht und in vielen Fällen eine Dauerstresssituation für den Betroffenen darstellt.[51] Häufig sieht er sich mit Zweifeln an der Schwere seines Krankheitsbildes konfrontiert: durch die Institutionen, vertreten durch Gutachter und die Sozialgerichte. Das endet nicht selten in einem dauerhaften Nocebo. Der Betroffene fühlt sich immer schlechter, eben weil Gutachter und Sozialgerichte an der Schwere der Erkrankung zweifeln. Dadurch leidet auch der Erfolg der Therapie, die Situation verschlechtert sich weiter.

Besserung ist erst in Sicht, wenn das Pensions- oder Rentenalter erreicht ist und die psychosoziale Belastung endet. Diese Situation betrifft sehr viele Menschen. Und wegen der fehlenden Einsicht in die Zusammenhänge auf allen Seiten (Chefärzte, Gutachter, Gerichte) kommen oft sehr teure und unwirksame Prozeduren wie Rehabilitationsmaßnahmen, die für den Patienten in dieser Situation nicht erfolgversprechend sind, zur Anwendung.

Muße statt Leistung

Viele Schmerzpatienten sind Getriebene ihrer Arbeit und Pflichterfüllung. Sie hetzen durch ihre Tage und sind viel zu selten bei sich selbst. Sich zu erleben braucht Gegenwärtigkeit, und daran mangelt es den meisten. Sie sind gewohnt, schnell zu sein, und vergessen dabei völlig, auf sich und ihren Genuss zu achten. Nicht wenige Schmerzpatienten sind »Durchhalter«: Sie erfüllen ihre vermeintlichen Pflichten, ohne Rücksicht auf ihr Befinden.

Aber das geht nicht unbegrenzt lange gut. Irgendwann bricht dieses Konstrukt im Innen wie im Außen zusammen. Partner, Freunde und auch die Familie wenden sich ab. »Er hat nie Zeit für mich und er ist nie bei der Sache«, heißt es dann. Doch der getriebene Schmerzpatient eilt bereits weiter, er arbeitet, verdient Geld, müht sich für andere ab, für ein Mehr an Leistung und Geschwindigkeit.

Für diese Schmerzpatienten gibt es keine Tagträume, keinen ruhigen Sonnenuntergang bei klassischer Musik. Auch der Schlaf wird auf ein Minimum von vier bis fünf Stunden reduziert. Leider kann unser cannabinoides System unter diesen Bedingungen seine Arbeit nicht leisten und die Nervenzellen, ja der gesamte Organismus, sind diesem Disstress, also negativem Stress, hoffnungslos ausgeliefert. Statt Ruhe und Entspannung kommen künstliche Vitamine, Massagen oder Energydrinks zum Einsatz, um die Leistung weiter zu steigern.

Das Gehirn eines im Schmerz Getriebenen hat vergessen, wie schön »dolce far niente« sein kann. Das süße Nichtstun existiert nicht einmal mehr in seiner Phantasie. Doch auch der Müßiggang ist lebenswichtig! Wenn unser Organismus »nichts« tut, dann arbeiten 35 Milliarden Zellen an Reparaturen, Zellerneuerung, Entgiftung und nicht zuletzt an unserer Kreativität. Menschen im Dauerstress werden völlig unkreativ. Sie beklagen, wie wenig vorangeht, obwohl sie immer länger arbeiten.

Dabei vergessen sie, dass sie die Grundlage dafür selbst gelegt haben. Kaufe ich mir zum Beispiel ein teures Auto, muss ich dafür lange Zeit mehr arbeiten und kann mich weniger erholen – jede Handlung, jede Entscheidung hat Auswirkungen auf unser Leben.

Wer es nicht mehr schafft, auch einfach einmal nichts zu tun, dem fehlt es an Resilienz und Regeneration. Wer glaubt, sein Leben einem Beruf oder einer Pflicht opfern zu müssen, der oder die ihn nicht befriedigt und ihn immer mehr in seinen Schmerzen gefangen hält, der muss umdenken lernen.

Wie kann ich mein kostbares, wichtiges, sinnvolles, wertvolles und einzigartiges Leben umgestalten und mehr meinen Bedürfnissen und Talenten folgen? Oft bedeutet das Ausstieg aus dem ewig Gleichen und Veränderung. Hin zu einem resilienten Leben mit Regenerationsphasen und mit Höhen und Tiefen, aber ohne Hamsterrad. Wenn der Ausstieg mit Gespräch und Coaching allein nicht gelingen will, dann können Cannabinoide die notwendige Desynchronisation (eine Unterbrechung weg vom Zwang, immer etwas leisten zu müssen, immer mehr Dinge erreichen zu müssen) herstellen. Dank der Cannabinoide kann der zuvor Gestresste plötzlich acht bis neun Stunden im Bett bleiben und findet es sogar am späten Vormittag legitim, sich gemütlich zu rekeln. Die Arbeit geht ruhiger von der Hand, Überstunden werden zur Ausnahme statt zur Regel. Beim Sport geht der Puls nur selten über 110, Spaß macht es aber trotzdem.

Wen zuvor beim Gedanken an die vielen Jahre bis zum Ruhestand große Angst überkam, sieht die Sache unter Cannabinoiden oft ganz anders. Aus den scheinbar unüberwindlichen Bergen sind nun sanfte Hügel geworden, die in einer Art Spaziergang überwunden werden können. Die Zukunft kann neu gestaltet werden und wird der jeweiligen Situation, Kraft und Gesundheit angepasst. Und es macht Freude, diese Zukunft, die nun so anders aussieht, spielerisch zu modifizieren. Die Botschaften der Vergangenheit – Leid, Stress, das Gefühl, die Probleme nicht lösen zu können – sind passé. Die Gegenwart ist lebenswert, weil zur gesunden Gegenwart gehört, auch einmal nicht zu arbeiten, nicht zu denken, nichts zu machen.

Seitdem ich mich mit dem endocannabinoiden System beschäftigte, haben Phasen der Ruhe und Stille für mich an Bedeutung gewonnen. Ich persönlich versuche durch Urlaub am Meer oder während einer Heilfastenwoche meine innere Stabilität zu behalten oder wiederzufinden. Und ich tagträume gern, am liebsten in der Natur. Sie wirkt beruhigend und stimulierend auf unsere Sinne. Schon nach wenigen Tagen werden die Sinneseindrücke intensiver. Auch meditative Musik kann dieses tiefe Entspannen unterstützen und Kopf und Herz wieder in Balance bringen.

Ich hoffe, dass all jene, die immer nur im Hamsterrad laufen, lernen, Pausen im Alltag einzulegen und damit die Sinne wieder zu schärfen. Sich selbst Ruhe zu schenken fördert eine tiefe Dankbarkeit dem Leben gegenüber.[52]

Wie der Volksmund sagt: Eile mit Weile. Das Leben ist kein Sprint, sondern ein Marathon. Wer einen hohen Berg erklimmen will, muss es langsam angehen.

KAPITEL 4

Wirkung von Cannabinoiden

DIE WIRKUNG VON CANNABINOIDEN beruht auf dem sogenannten Endocannabinoid-System (ECS). Es ist Teil des menschlichen Nervensystems und wird auch als endogenes Cannabinoid-System bezeichnet. »Endogen« bedeutet, dass der Prozess im Körper stattfindet und nicht auf äußere Einflüsse zurückgeht.

Dies ist ein Signalsystem, eine Kommunikationsform des Körpers auf zellulärer Ebene. Cannabinoide entfalten ihre Wirkung vor allem über die Rezeptoren CB1 und CB2. Rezeptoren sind Bindungsstellen für chemische Botenstoffe. Man kann sich einen Rezeptor als Schloss vorstellen und das Cannabinoid als Schlüssel. Falls der Schlüssel (Cannabinoid) ins Schloss (Rezeptor) passt, dockt das Cannabinoid wie ein Legostein an die Zelle an. Durch dieses Andocken wird eine Nachricht übermittelt: Die Körperzelle erhält eine Anweisung und führt diese aus.

Als Schlüssel dienen sowohl körpereigene als auch von außen zugeführte Cannabinoide (cannabinoide Medikamente oder ein Joint). Körpereigene Cannabinoide nennt man

Endocannabinoide. Sie werden im Körper eines jeden Menschen gebildet und sind Teil des ECS. Dieses entwicklungsgeschichtlich alte System vollführt im Körper eine Art Feintuning – es gleicht viele Vorgänge aus und hält sie in Balance. Dabei übernimmt das ECS eine Vielzahl von Aufgaben, wie etwa die Blockierung der Schmerzweiterleitung, Verbesserung der Stressverarbeitung, es wirkt ausgleichend auf die Psyche, es reguliert den Appetit ebenso wie Stoffwechselvorgänge in der Leber, es reduziert einen hohen Muskeltonus und es kann Angst mindern. Auch wirkt es auf das Langzeitgedächtnis und fördert das Vergessen – ein Vorgang, der bei Schmerzpatienten sehr nützlich ist, da chronische Schmerzen quasi erlernt werden und Cannabinoide negative Konditionierungen auflösen und zum Vergessen der Schmerzen beitragen können.

Dieses so nützliche Endocannabinoid-System kann durch Krankheiten gestört werden. Das kann dazu führen, dass etwa Schmerzpatienten unter einem Defizit an körpereigenen Cannabinoiden leiden und versuchen, dieses Defizit durch eine Zufuhr von außen durch exogene Cannabinoide in Form von Cannabinoid-Medikamenten (oder durch das in vielen Ländern noch verbotene Rauchen von Cannabis) auszugleichen. Eine Veränderung im ECS kann aber nicht nur Folge von anderen Erkrankungen sein, sie kann auch Ursache von chronischen Schmerzen sein.

Cannabinoide[53] haben ein breites Wirkspektrum. Sie reduzieren Schmerzen, verbessern den Schlaf, entspannen, kräftigen und lassen Regeneration zu. All diese Wirkweisen werden

im letzten Teil, den Patientenberichten, anschaulich darge-
stellt. Im Folgenden geht es um einige spezielle Aspekte von
Cannabinoiden bei Schmerzpatienten.

Filter für das Nervensystem

Wenn Schmerz im Körper entsteht, ist das nicht alleine an der
Wirbelsäule oder den Gelenken festzumachen; über die Nervenbahnen und Schaltstellen (Synapsen) werden Signale ans
Gehirn gesendet und dort weiterverarbeitet. Unsere Synapsen
werden dabei absteigend moduliert, das heißt, dass aufstei-
gender Schmerz abgebremst beziehungsweise am Eintritt in
unser Bewusstsein behindert wird. Dadurch gelangen nur wenige und wichtige Reize in unsere Wahrnehmung. Ähnlich
wie auf einem Gletscher im gleißenden Sonnenlicht eine
Gletscherbrille überlebenswichtig ist, so filtert das Cannabinoid-System bei Bedarf unsere Wahrnehmung, beispielsweise
in Stresssituationen.[54] Viele unangenehme Dinge werden dadurch ausgeblendet; wir können uns so auf Wichtiges konzentrieren und sind nicht ständig durch unwichtige Informationen abgelenkt. Dieser Filter ist lebensnotwendig, um nicht
von Umweltreizen wie Geräuschen, Bildern oder Gerüchen
überschwemmt zu werden. Fehlen diese Filter, kann sich das
verheerend auswirken. Versuche mit »Anti-Cannabinoiden«[55]
(Appetitzüglern) mussten kurz nach Markteinführung abge-
brochen werden, da die Patienten, die lediglich abnehmen
wollten, depressiv, schmerzempfindlich und schlussendlich

suizidal, also selbstmordgefährdet, wurden. Das Präparat musste 2008 wieder vom Markt genommen werden.

Psychischer und körperlicher Schmerz hängen zusammen

Für die Verarbeitung und Bewertung von Schmerzsignalen ist im Großhirn unter anderem der anteriore cinguläre Cortex (ACC) zuständig. Dabei spielt es keine Rolle, ob der ankommende Schmerzimpuls physisch, psychisch oder sozial ist – unser Gehirn kann das nicht unterscheiden. Nachweisen konnte das die kalifornische Wissenschaftlerin Naomi Eisenberger, anhand eines computeranimierten Ballspiels: Drei Personen spielen, und plötzlich darf eine von ihnen nicht mehr mitspielen und wird ausgegrenzt.[56] Mithilfe der funktionellen Magnetresonanztomografie konnte sie zeigen, wie ebendiese ACC-Region aktiviert wurde. Wir spüren also Zurückweisung und Ausgrenzung als konkreten Schmerz. Da im ACC auch körperlicher Schmerz abgebildet wird, kann man aufgrund der Ballspiel-Untersuchung annehmen, dass es in psychisch und sozial belasteten Situationen zu einer Verstärkung von organischen Schmerzen kommen kann. Dieses Phänomen lässt sich bereits bei kleinen Kindern feststellen, wenn es um gemeinsames Spielen geht, aber auch bei Erwachsenen in der Schule und am Arbeitsplatz, wenn es um Mobbing und Bossing (Mobbing durch den Vorgesetzten) geht.

Unabhängig von Forschungsergebnissen wissen wir das eigentlich alle. Denn jeder, gerade Schmerzpatienten, kennt den

Zusammenhang von Psyche und körperlichen Schmerzen nur zu gut. Je mehr Probleme im Leben aktuell auf einem lasten, desto stärker werden Schmerzen empfunden. Klären sich dagegen die Probleme, fallen Lasten von den Schultern und die Schmerzen lassen nach.

Freezing – die Starre überwinden

Wenn ein Schmerzpatient abends zu Bett gehen will, sieht er sich zuerst einmal mit folgendem Problem konfrontiert: Ich kann mich nicht entspannt hinlegen. Mein Körper findet auf der Matratze keine wirklich gute Position. Ich kann mich nicht richtig fallen lassen, die Muskeln lassen keine kuschelige Entspannungshaltung zu, ganz gleich wie ich mich drehe, irgendwo zwickt, spannt und drückt es. Auf welche Seite ich den Kopf auch drehe, eine tiefe Entspannung tritt nicht ein, die Voraussetzung für guten Nachtschlaf fehlt.

Angst vor Schmerz hat sich in eine Vermeidungshaltung, in Verspannung, Verkürzung und eine Art Totstell-Reflex (Freezing) der gesamten Wirbelsäule verwandelt. Gehirn und Rückenmark sind nicht mehr in der Lage lockerzulassen. Insgeheim sagt sich der Leidende: »Ich halte so viel aus und durch! Stelle mich gegen den Schmerz. Unterdrücke ihn, wo es nur geht. Eigentlich bin ich ein Held! Andere Menschen können sich mein Leid gar nicht vorstellen!«

Ein Mensch ohne Schmerz hat einfach nicht die Notwendigkeit, etwas abzuwehren oder auszuhalten. Eine entspannte

Körperposition beim Einschlafen ist für ihn normal und benötigt kein »Herumgetue« mit Pölsterchen und Kissen, diversen Nackenrollen und Hörnchen. Er kennt das Erstarren oder Freezen nicht.

Schmerzpatienten, die bereits in einer Körperstarre, einem Freezing gefangen sind, kann die muskelentspannende Wirkung der Cannabinoide enorm helfen. 80 Prozent der Verspannungen schwinden, der Körper schmiegt sich in tiefer Entspannung in die Unterlage.[57] Durch das Loslassen der verkrampften Muskulatur rekelt sich der Patient entspannt. Ein wohliges Gefühl macht sich breit, oft das erste Mal seit Jahren, und bahnt einen gesunden Schlaf an. Wirbelsäulensegmente, die oftmals über lange Zeit unbeweglich und blockiert waren, beginnen sich zu lösen – ein ganz neues Lebensgefühl. Wahrscheinlich liegt darin ein Gutteil der antidepressiven Wirkung von Cannabinoiden. Diese entspannende Wirkung macht vielen Cannabinoid-Anwendern klar, dass sie zu den Respondern gehören, dass sie also auf die Substanz ansprechen und die gewünschte Wirkung eintritt. Wenn Arzt und Patient den Cannabinoid-Fragebogen durchgehen (der mögliche oder zu erwartende Wirkungen dokumentiert und quantifiziert), gehört die Frage nach der muskelentspannenden Wirkung daher zu einem wichtigen Evaluationskriterium.

Es geht aber nicht allein um das entspannte Einschlafen, sondern auch um das Durchschlaf- und Aufstehverhalten. Schmerzpatienten berichten von nächtlichen Toilettengängen, die stundenlange Wachphasen nach sich ziehen, in denen sie sich von einer Seite zur anderen wälzen und überhaupt nicht mehr einschlafen können. Manche stehen auf und gehen spazieren, um sich von den Schmerzen abzulenken. Auch morgens gelingt es vielen nicht, sich zu rekeln und noch einmal ins Bett zu kuscheln – sie finden gerade die Aufwachphase besonders schmerzhaft, die Muskulatur besonders verspannt. Chronische Schmerzpatienten leiden vor allem morgens an starken Schmerzen, was es nicht begünstigt, in die Gänge zu kommen. Bevor unser Bewusstsein korrigierend eingreifen kann, »starten« direkt nach dem Aufwachen bereits die alten unterbewussten Systeme, die unserer Kontrolle entzogen sind, Ängste, Schmerz etc. Diese erste Phase nach dem Aufwachen ist somit ein kritischer Moment, wenn chronischer Schmerz ohne Kontrolle hochgefahren wird. An diesem Punkt sollte durch Meditation oder Gymnastik bewusst gegengesteuert werden.

Cannabinoide wirken genau hier und bringen morgens sogar einen gewissen »Overhang« – man will unbedingt noch liegen bleiben, der Körper ist tief entspannt, von Schmerz weit und breit keine Spur. Auch die morgendliche Startphase gelingt dann entschieden besser, womit erste positive Schritte in den neuen Tag hinein möglich sind. Offensichtlich unterstürzen Cannabinoide auch die natürlichen Schlafphasen. Dadurch erwacht man morgens richtig erholt und voller Tatendrang. Das Gefühl der ständigen Übermüdung nimmt bald ab und weicht einer Ruhe und Gelassenheit.

Dem Nachtschlaf und seinen Phasen kann nicht genug Aufmerksamkeit geschenkt werden, das zeigt uns die Neurobiologie. Im Kerngebiet des Hippocampus liegen sehr viele Cannabinoid-1-Rezeptoren. Diese Hirnregion des limbischen

Systems ist zugleich dafür zuständig, während der Schlafphasen die Informationen des Kurzzeitgedächtnisses in die des Langzeitgedächtnisses zu transformieren. Diese Funktion ist nur bei ausreichendem Nachtschlaf möglich.[58] Deshalb sind Schlafmittel, die die Schlafarchitektur zerstören, mit großer Skepsis zu betrachten, da es naheliegt, dass wir bei schlechter Schlafqualität kognitiv Schaden nehmen (Schlafmangel unterstützt unsere Lernfähigkeit definitiv nicht, ganz im Gegenteil). Auch bei der Entstehung von mentalen Defiziten und speziellen Formen der Demenz sind Schlafprobleme beteiligt. Unser Gehirn benötigt ausreichende Pausen, um sich zu regenerieren und wichtige Inhalte ordentlich zu vernetzen und abzulegen.

Es gibt interessante Untersuchungen[59] zum Gedächtnisverlust von Schmerzpatienten und zu strukturellen Verlusten am Nervengewebe bei Patienten mit Ganzkörperschmerzen (Fibromyalgie). Der sogenannte »Fibro-Fog« – übersetzt »Nebel bei Fibromyalgie« – bewirkt, dass Betroffene anfänglich von therapeutischen Sitzungen nicht profitieren, da sie sich die Anweisungen des Arztes nicht merken können und schon Tage später alles vergessen haben. Das erklärt auch die vielen tragischen, therapieresistenten Behandlungsfälle bei Fibromyalgie. Meiner Erfahrung nach eigenen sich Fibromyalgie-Patienten oft recht gut für eine Therapie mit Cannabinoiden.

Distanzierung vom Schmerz

Cannabinoide bringen eine gewisse Distanz zwischen den Patienten und seine Schmerzen. Diese rücken ein Stück weit von ihm ab, scheinen weniger drängend und wichtig. Diese distanzierende Wirkung der Cannabinoide ist für den chronischen Schmerzpatienten eine besondere Qualität, die andere Präparate wesentlich schlechter oder nur mit massiven Nebenwirkungen erreichen können. Die Distanzierung tritt auch dann ein, wenn die Beschwerden schon seit Jahrzehnten existieren, unabhängig vom Auslöser. Distanz zu einem Problem ist die Grundvoraussetzung für dessen Bearbeitung, für strategisches Denken und Agieren. Und das ist ja wiederum die Grundlage jeglicher Therapie, die den Patienten aktiv mit einbeziehen möchte und auf Selbstwirksamkeit abzielt – also darauf, dass der Betroffene die schwierige, herausfordernde Situation aus eigener Kraft erfolgreich bewältigen kann.

Anfangs hatte ich mit diesem »Filtereffekt«, dieser erhöhten Distanz bei Schmerzpatienten große Probleme. Fragte ich bei der Kontrolluntersuchung nach der Befindlichkeit, so kam unisono die Antwort: »Unverändert.« Das war frustrierend. Man hatte ein neues, verheißungsvolles Präparat, und dann so eine Antwort! Ich musste lernen, gezielter nachzufragen: »Wie geht es Ihnen nun bei Anstrengungen oder in Konfliktsituationen?« Gerade in solchen Situationen wird der cannabinoide Filter besonders aktiv und spürbar. Und endlich kamen die Antworten, die ich sehnlichst erwartet hatte: »Ja, wenn ich spazieren gehe, dann komme ich schon viel weiter. Die

Schmerzen werden trotz Belastung nicht mehr, ich mache schon wieder mehr, traue mich Sachen, die ich lange nicht gemacht habe. Auch in Konflikten mit Partner und Familie bleibe ich ruhig, kann dann gut argumentieren und Lösungen abwarten.«

Placebo-Wirkung nutzen

Ein Placebo funktioniert kurz gesagt so: Obwohl in einer verabreichten Pille kein Medikament enthalten ist, kommt es zu einer Besserung der Krankheitssymptome. Die Ursache liegt in unserem Schmerzabwehr- und Wohlfühlsystem.

Prof. Fabricio Benedetti aus Mailand hat sich mit dem Thema des Placebo-Effektes beziehungsweise damit, wie unser eigenes Wohlfühlsystem Therapien unterstützt, intensiv beschäftigt.[60] Entscheidend dabei ist unsere Erwartungshaltung. Wer bereits erwartet, dass sich in gewissen Situationen sein Schmerz melden wird und dann auch nicht mehr zu beenden sein wird, erlebt eine »self fulfilling prophecy«, eine sich selbst erfüllende Prophezeiung. Es geht also darum, die Erwartungshaltung zu verändern oder, was in manchen Situationen noch besser ist, keine konkrete Erwartung zu haben, weil eine neue Situation nicht im Vorhinein beurteilt werden kann. Bei neuen Therapien muss auf der Seite des Patienten hohes Vertrauen und eine positive Erwartungshaltung vorhanden sein, um schließlich eine positive Wirkung zu erhalten. Grund für diese Zusammenhänge ist unser endogenes (eigenes) Wohlfühlsystem, das mit vielen chemischen Botenstoffen arbeitet (unter anderem mit Serotonin, Opiat, Dopamin und Endocannabinoiden). Es wird über unser mediales Schmerzsystem (darunter PFC, ACC und Amygdala) abgewickelt.

Wir haben also sozusagen unsere eigenen Medikamente »im Kopf« und können damit dieselben Wirkungen wie durch exogen zugeführte Medikamente erreichen. Lange Jahre des Schmerzes verschütten dieses endogene System, der Patient kann sich nicht mehr daran erinnern, wie es sich anfühlt, völlig schmerzfrei zu sein. Kann mittels einer Therapie ein Wohlgefühl im Körper des Patienten ausgelöst werden (und sei es durch einen Placebo-Effekt), so entsteht eine positive Erinnerung an vormals beschwerdearme Tage, die vom Patienten verarbeitet und neu abgespeichert werden können – ein Relearning.

Placebo-Effekte kann man bei vielen Krankheiten nutzen, besonders gut funktioniert das bei Schmerz. Viele Schmerzmedikamente sind nämlich körpereigenen (endogenen) Botenstoffen ähnlich und funktionieren durch die gleichen Mechanismen. So nutzt der Arzt das Medikament nicht nur zur Therapie, sondern auch, um beim Patienten die körpereigenen Systeme neu anzustoßen. Ein Patient, der die Medikamente sinnvoll und gezielt einsetzt, wird kaum in Abhängigkeit und ständiger Dosissteigerung enden. Statt den störenden Schmerz einfach weghaben zu wollen, geht es um eine neue Lernerfahrung.[61] Denn erst wenn das Wohlfühlsystem des Körpers aktiviert ist – bei Schmerzpatienten oft nach vielen Jahren des Leidens –, können die körpereigenen Systeme durchstarten.

Genau deswegen können Cannabinoide helfen, placeboähnliche Effekte anderer Therapien anzustoßen, wie durch Akupunktur oder die Zuwendung des Therapeuten.

Das scheint auch der Grund zu sein, warum es unter medizinischer Aufsicht bei Cannabinoiden keine Überdosierung gibt und warum das Absetzten der Cannabinoide, sobald sich der Betroffene ausreichend regenerieren konnte und wieder wohlfühlt, auch nach längerem Gebrauch unkompliziert möglich ist.

Cannabinoide und das Zeitgefühl

Viele Menschen haben das Gefühl, dass Zeit nicht gleichmäßig verläuft.[62] Manchmal gibt es Phasen im Leben, vielleicht in der Kindheit oder Jugend, wo die Zeit nicht zu vergehen scheint, wo Langeweile herrscht. Dann gibt es Zeiten der Liebe, in denen der ersehnte Partner nicht erscheinen will und wir ohnmächtig warten müssen. Und es gibt Momente der Freude, der Erfüllung, in denen die Zeit dahinzufliegen scheint und viel zu schnell entschwindet. Älteren Menschen vergehen die Jahre im Flug, das Alter schreitet unaufhörlich fort, ist nicht zu bremsen, nicht aufzuhalten. Auch wenn man an einem interessanten Projekt arbeitet, das man als angenehm und erfüllend empfindet, scheint die Zeit dahinzufliegen. Im Vergleich dazu sind unbefriedigende Aufgaben, die uns nur mühsam von der Hand gehen, erschöpfend und ermüdend, sie scheinen kein Ende zu nehmen. Viele kennen auch das Gefühl, in einem Hamsterrad zu stecken, in dem die Zeit nur langsam vergeht, aber keine Erfüllung zu erwarten ist.

Über die Wahrnehmung von Zeit gibt es einige interessante neurobiologische Forschungsergebnisse; dabei spielen Cannabinoide eine wichtige Rolle. Forscher haben Versuchstiere darauf trainiert, sich alle zwölf Sekunden in ihrem Käfig bei einer Klappe ein Goodie zu holen. Verpassten sie den richtigen Zeitpunkt, ging die Klappe zu und es gab nichts zu fressen. Dann wurden die Versuchstiere unter Kokain gesetzt. Kokain aktiviert unser dopaminerges System, was zu Beschleunigung in körperlichen Abläufen führt. Die Tiere kamen nun schon nach rund acht Sekunden zur Futterklappe, also zu früh. Einer zweiten Gruppe applizierten die Forscher Cannabinoide, woraufhin Folgendes passierte: Die Tiere waren durch die Cannabinoide verlangsamt und kamen erst nach rund 16 Sekunden zur Klappe. Das Erstaunliche war das Ausmaß der zeitlichen Fehleinschätzung. Zwischen maximaler Beschleunigung und maximaler Verzögerung lag eine Relation von 8 zu 16.[63]

Unsere Zeiteinschätzung hängt somit ganz entscheidend von unserer Aktivierung oder Deaktivierung ab, beziehungsweise vom Zustand der Aktivität und Entspannung, in dem wir uns gerade befinden. Daraus folgt, dass unter dem Einfluss von Cannabinoiden die Zeit schneller zu vergehen scheint, ein Umstand, der bei starken Schmerzen sehr von Vorteil für die Patienten ist (unter Cannabinoiden wird unser Nervensystem etwas gebremst, wir erscheinen nach außen ruhiger und leicht verlangsamt; subjektiv erleben wir die Zeit jedoch als kurzweiliger und schneller vergehend).

Auch ich kenne die subjektive Dehnbarkeit von Zeit. Bei intensiven sportlichen Aktivitäten – wie etwa beim Rennradfahren oder Skifahren durch unübersichtliches Gelände – wird unser Nervensystem hochgefahren, um in Millisekunden wichtige Entscheidungen treffen und Unfälle vermeiden zu können. Spitzensportler kommen so sicher und schnell ans Ziel.

Seit meinem Autounfall 1978 habe ich immer wieder Flashbacks. Dann sehe ich, wie sich während des Aufpralls die Frontscheibe wie in Zeitlupe aus ihrer Verankerung löst und langsam vom Auto wegfliegt. Unser Körper scheint sich in Situationen besonderer Gefahr den Erfordernissen anzupassen, was sich tief in unser Unterbewusstsein eingräbt. Diese Eindrücke sind dann mehr oder weniger unlöschbar. In einer ähnlichen Situation können wir auf diese Erfahrungen schnell und zuverlässig zurückgreifen. Jede erfolgreich überstandene lebensgefährliche Situation hilft uns, uns vor weiteren Schäden zu bewahren.[64]

Neben der starken Beschleunigung in extremen Lebenssituationen, wie bei Unfällen oder sportlichen Extremsituationen, gibt es auch den gegenteiligen Mechanismus: die Verlangsamung, beispielsweise bei einer Bergtour. Schon nach wenigen Minuten findet unser Körper in seinen eigenen Rhythmus. Die Landschaft zieht an uns vorbei, die Stille der Natur nimmt uns gefangen. Es verändert sich zwar ständig etwas, aber bis auf grandiose Ausblicke bleibt alles eine ständige, gleichförmige Wiederholung der Schritte. Unser Gehirn verliert den Bezug zur Zeit. Allein der Sonnenstand oder ein Wetterwechsel lassen uns auf die Uhr schauen. Später, auf der

Hütte, bei Suppe und Kaiserschmarrn, ist die Zeit wie im Flug vergangen. Wir spüren den gut durchgearbeiteten Körper, aber die drei oder vier Stunden des Aufstiegs hinterlassen in unserem Gehirn den Eindruck, als wären nur wenige Augenblicke oder einige Minuten vergangen. Regeneration in Bewegung sozusagen.

Als leidenschaftlicher Radler hatte ich früher großen Respekt vor Pässen mit 30 oder 40 Kilometern Anstieg. Natürlich ist es nicht empfehlenswert, so etwas ohne Training anzugehen. Mein erster Angstgegner war 2006 der Brennerpass, von Innsbruck kommend über die Alte Römerstraße, 40 Kilometer bergauf. Wir fuhren im Peloton (mehrere Radfahrer gemeinsam), doch zu Beginn war es einfach zu schnell, ich konnte den richtigen Rhythmus nicht finden und litt bald unter Krämpfen. Ich konnte nicht mithalten, also musste ich mein eigenes Tempo finden. Trotz Schmerzen wurde ich zunehmend ruhig und gleichmäßig im Tritt. Bald hatte ich eine Art Trance erreicht und radelte vor mich hin. Mein Körper hatte die Arbeit übernommen, das Denken trat zurück. Die Straße zog unter mir dahin; irgendwann hatte auch ich die Passhöhe erreicht, etwas später als die Radlerkollegen, aber hochzufrieden und mit dem Wissen, wie man Pässe bezwingen kann. Heute habe ich zwar Respekt, aber keine Angst mehr vor solchen Unterfangen. In der Erinnerung dauern alle meine erradelten Pässe, ob Brenner, Cisa oder Ibañeta, gefühlte zehn bis 15 Minuten.

Was bedeutet das nun für Patienten, speziell für Schmerzkranke? Viele Betroffene kommen mit dem Problem, nicht schmerzfrei ruhen zu können, zur Konsultation. Sie leiden besonders unter den langen Phasen, im Krankenhaus oder daheim, wenn sie nicht schlafen können. Die Zeit mit Schmerzen will einfach nicht vergehen. Auch wenn sie in der Nacht wach werden und nicht wieder einschlafen können, gibt es diese unermesslich quälende Zeit, die nicht enden will. Das ständige Herumdrehen im Bett, das Aufstehen und wieder Hinlegen, treibt nicht nur die Betroffenen, sondern auch viele Partner in die Verzweiflung. Getrennte Schlafzimmer sind dann oft die Folge, helfen der Beziehung aber auch nicht weiter. Nehmen diese Patienten dann Cannabinoide, können sie endlich wieder besser schlafen; falls sie wachliegen, leiden sie weniger an diesem Zustand, weil ihnen die Zeit nicht endlos lange vorkommt. Und ihre Lebenspartner schätzen die Wirkung als beziehungsfördernde Maßnahme.

Auch im Krankenhaus kann die Anwendung von Cannabinoiden positive Auswirkungen haben. Einmal für den Patienten selbst, weil er die Zeit verkürzt wahrnimmt und Stress reduziert erlebt, zum anderen für das Pflegepersonal und das ärztliche Team: Nachtdienste werden erträglicher, die Glocke wird nur dann bedient, wenn wirklich Not am Mann ist. Auch Zeiten der Ruhigstellung werden besser gemeistert, weil für den Patienten die Zeit schneller vergeht – bei acht Wochen Beckenbeingips eine echte Erleichterung! Solch lange Zeiträume sind auch für stoische Gemüter eine Herausforderung. Nimmt der Patient in dieser langen und langweiligen Zeit Cannabinoide, kann man ihm sozusagen ein Drittel der Zeit erlassen.

Auch in Pflege- und Altenheimen können Cannabinoide für Entspannung sorgen. Opiate am Abend führen bei vielen Bewohnern zu Schlaflosigkeit und Aktivierung anstatt zu Ruhe und Entspannung. In speziellen Fällen kann eine Anpassung der Therapie unter Berücksichtigung der Cannabinoide durchaus sinnvoll sein.

KAPITEL 5

THC & Co:
Wie Cannabinoide wirken

CANNABINOIDE ALS MEDIKAMENTE werden mit und ohne THC (Tetrahydrocannabinol) angeboten. Die Diskussion um Cannabinoide dreht sich oft nur um diese psychoaktive Substanz. Die chemische Verbindung, der die berauschende Wirkung zugesprochen wird, verleiht dem Thema die Würze und den polarisierenden Charakter. Am THC scheiden sich die Geister.

THC wirkt vor allem auf die zentralen Cannabinoid-Rezeptoren 1 (CB1) und auf die Cannabinoid-Rezeptoren 2, wobei alleine die CB1-Rezeptoren eine psychotrope (bewusstseinsverändernde) Wirkung auslösen können.[65]

Im verschreibungspflichtigen Medikament *Dronabinol*[66] findet sich auch THC. Dronabinol ist die international gültige Bezeichnung für den wichtigsten Wirkstoff aus der Heilpflanze *Cannabis sativa L.*[67] Er wird mit einem speziellen Verfahren aus Hanfpflanzenextrakt gewonnen. Nachdem der Arzt das Medikament verschrieben hat, stellt die Apotheke das Arzneimittel individuell für den Patienten her (in der Regel als Kapseln oder Tropfen).

Das Medikament *Cannabidiol* (CBD) dagegen hat keine psychotrope Wirkung, denn hier wird der nicht psychoaktive Teil der Cannabispflanze verarbeitet – man wird davon also nicht »high«, sondern spürt lediglich eine beruhigende Wirkung auf den Körper.

Derzeit (Stand Februar 2019) wird CBD in Österreich als frei verkäufliche Nahrungsergänzung gehandelt. Es gibt CBD-Produkte in CBD- und Hanf-Shops und übers Internet. Im Gegensatz dazu ist CBD in Deutschland über die Apotheke zu vertreiben. Da es als Medikament wirkt, hat man sich für diesen Weg entschieden. Die österreichische Situation ist unbefriedigend, da CBD-Shops nicht beraten dürfen und dazu auch nicht ausgebildet sind. Das kann problematisch sein, wenn CBD hoch dosiert zum Einsatz kommt, da hier Nebenwirkungen möglich sind. Auch die Qualität der Produkte für Apotheken unterliegt einer wesentlich strengeren Kontrolle. CBD stand bisher immer im Schatten von THC, aber die Wirkungen von CBD sind überzeugend, wenn auch nur teilweise medizinisch erforscht und erfasst. Vor allem im Bereich von angeborenen kindlichen Epilepsien hat CBD zu dramatischen Verbesserungen geführt. Diesen Kindern konnte bislang durch keine medizinische Maßnahme geholfen werden. In den USA konnte mit dem CBD-Produkt *Epidiolex* inzwischen eine medizinische Zulassung erwirkt werden.[68]

Das Potenzial dieser Substanz ist also sehr groß, aber durch wissenschaftliche Studien am Menschen nicht belegt. Die Ergebnisse der Grundlagenforschung sind sehr ermutigend, noch fehlt die Erprobung am Menschen. Vor allem im Bereich der Rheumatologie, aber auch bei entzündlichen Darmerkrankungen, wie Colitis ulcerosa und Morbus Crohn, könnte CBD zum Einsatz kommen.[69] Ich denke, dass auch rund um die Themen Schmerz und Angst bald größere Studien etabliert werden können. Selbst das frustrierende Thema der schwer therapierbaren neuropathischen Schmerzen könnte durch CBD eine neue Wendung nehmen.[70,71] Größere Studien dazu fehlen aber.

Besonders erfreulich sind positive Wirkungen auf das Überleben bei Glioblastoma-Patienten (dem gefährlichsten Hirntumor) durch den Einsatz von CBD, zusätzlich zur Chemotherapie. Die Überlebensrate von Betroffenen, oft völlig hoffnungslosen Patienten, konnte signifikant verbessert werden. Die Herausforderung in diesem Zusammenhang ist die Dosierung der Präparate. In Studien werden Dosierungen von 200 bis 1000 mg täglich gefordert. Niedrig dosierte CBD-Gaben scheinen wenig sinnvoll zu sein. Die derzeit vorliegenden Präparate in Tropfenform beinhalten aber meist nur zwischen 500 und 1500 mg je Fläschchen, viel zu wenig also. So bleibt das Thema Dosierung brandaktuell und ist zuletzt auch eine Kostenfrage.

Weitere Produkte aus dem Bereich der Cannabinoide und der Hanfpflanze:

Canemes (früherer Name: *Nabilone*)[72] ist ein synthetisches Cannabinoid, wird einmal täglich genommen, hat eine lange, retardierte Wirksamkeit (verlangsamte Wirkung) von

24 Stunden und wirkt sowohl auf CB1- als auch auf CB2-Rezeptoren.[73,74,75] Viele meiner Patienten haben mit Canemes gute Erfahrungen gemacht. Das Medikament bedarf ebenfalls einer ärztlichen Verschreibung.

Hanföl: Viele Menschen lesen heute in den Medien über den großen Nutzen von Hanfprodukten. Man muss jedoch unterscheiden zwischen Hanfprodukten, die zwar durchwegs gesund und nahrhaft sind, und jenen, die medizinisch interessant sind. Vor allem Hanföl wird viel beworben.

Hanföl wird aus den ölhaltigen Hanfsamen und nicht aus den Blütenblättern der Hanfpflanze gewonnen. Es enthält eine große Anzahl vielfach ungesättigter Fettsäuren, die für unseren Körper essentiell wichtig sind. Hanföl besitzt eine relativ hohe Menge an Omega-3-Fettsäuren im Vergleich zu anderen pflanzlichen Ölen und wirkt damit entzündungshemmend. Es gehört also ähnlich wie Leinöl und Rapsöl zu den gesündesten Pflanzenölen, trägt jedoch keine Cannabinoide in sich. Diese stammen nämlich aus den Blütenblättern und nicht aus den Samen der Pflanze. Genau dieses Unwissen führt zu einer gewissen »Geschäftemacherei« und zu überteuerten Preisen. Kurz gesagt: Pures Hanföl wirkt nicht gegen Schmerzen.

Hanföl kann schmerzmedizinisch jedoch dann wirksam sein, wenn es THC (Tetrahydrocannabinol) oder CBD (Cannabidiol) enthält, wenn eine dieser Substanzen also hinzugefügt wurde. Diese Produkte heißen dann beispielsweise »CBD-Öl«.

Das Produkt *Sativex* ist ein Spray, der sowohl THC als auch CBD enthält. In der Onkologie wird darüber hinaus *Nabixi-*

mols verwendet, ein Dicksaft aus *Cannabis sativa*-Blättern und -Blüten.

An dieser Stelle sei noch *Cannabigerol* erwähnt. Es handelt sich um ein noch wenig erforschtes Cannabinoid, welches Wirksamkeit bei multiresistenten Keimen haben soll. Die Ergebnisse weiterer Forschungen werden hoffentlich noch viele andere Substanzen aus der Cannabispflanze ans Licht bringen, die einen nützlichen Einsatz in der Medizin oder bei der Ernährung zeigen.[76]

Das Endocannabinoid-System

Das Endocannabinoid-System ist, wie wir bereits gesehen haben, Teil des menschlichen Nervensystems. Zentrale Bestandteile sind die Cannabinoid-Rezeptoren CB1 und CB2: Sie werden von körpereigenen Cannabinoiden, also den Endocannabinoiden, über Rezeptoren aktiviert. CB1-Rezeptoren finden sich vornehmlich im Gehirn und Rückenmark, CB2-Rezeptoren an den inneren Organen und im Immunsystem.[77, 78, 79, 80, 81, 82]

Die immunologische Wirkung ist zwar nicht so stark wie bei anderen Medikamenten, aber für die Behandlung chronisch rheumatischer Beschwerden zusätzlich zur bisherigen Therapie durchaus eine Überlegung wert. Nachdem viele Rheumapatienten ja auch chronische Schmerzpatienten sind, ist die breite Wirksamkeit der Cannabinoide in manchen Fällen durchaus günstig. Eine für den Patienten oft sehr belastende Multimedikation kann nicht selten reduziert oder besser abgestimmt werden.

Auch im Darm gibt es ein Rezeptor-System, das auf Cannabinoide anspricht. Bei GPR 55, wie dieses System genannt wird, sprechen manche Wissenschaftler schon vom CB3-Rezeptor. GPR könnte bei gewissen Darmerkrankungen wie Colon irritabile eine Rolle spielen.

Die Gesamtwirkung der Hanfpflanze wird als Entourage-Effekt bezeichnet, was so viel bedeutet wie: ein Pflanzenstoffgemisch besitzt eine höhere biologische Aktivität, als die isolierte Reinsubstanz selbst.[83] Während viele Cannabis-Raucher meinen, nur die Pflanze als Ganzes und ihr Entourage-Effekt könnten die gewünschte Wirkung entfalten, halten medizinische Kreise einen differenzierten Einsatz für sinnvoll. Die aktuellen Forschungsergebnisse konnten zeigen, dass gerade für empfindliche Personen der Einsatz von THC problematisch sein könnte – THC kann latente Psychosen auslösen –, der Einsatz von CBD aber möglicherweise hilfreich wäre. CBD löst keine Psychosen aus, sondern es wirkt antipsychotisch, verbessert den Schlaf, wirkt entzündungs- und schmerzhemmend.

Die Erforschung des Endocannabinoid-Systems steht erst am Anfang – sicher ist, dass die Pflanze eine Vielzahl von bioaktiven Substanzen enthält. Da medizinische Anwendungen auch einen Rückhalt in der Gesellschaft brauchen, werden die nächsten Jahre zeigen, wohin die Reise geht.

Mögliche Nebenwirkungen

Patienten, die Medikamente mit Cannabinoiden einnehmen, leiden nicht selten unter Mundtrockenheit und Unsicherheit oder Gleichgewichtsstörungen (häufiger als 1:10). Einige verspüren zu Beginn auch einen unangenehmen Druck im Kopf oder leiden unter Verstopfung, vor allem dann, wenn zu wenig Flüssigkeit (Wasser) getrunken wird.

Während Cannabinoide vielen Patienten wieder zu einem erholsamen Schlaf verhelfen, fühlen sich manche tagsüber ohne Antrieb. Man könnte das auch positiv sehen, denn eine gewisse Zeit lang weniger zu tun, tut vielen Patienten gut. Doch genau diese müde machende Wirkung der Cannabinoide führt bei vielen Patienten zum vorzeitigen Abbruch der Medikation – ohne weitere Effekte abzuwarten, sind sie der Meinung: »Diese Schläfrigkeit brauche ich nicht auch noch!« So verpassen sie die Chance einer tiefen Regeneration.

Cannabinoide als Zusatztherapie

Cannabinoide sind selten eine First-Line-Therapie, sondern werden nach medizinischen Richtlinien erst dann eingesetzt, wenn vorgereihte Präparate versagt haben. Der Einsatz von Cannabinoiden ergibt sich also Add-on, als Zusatz zu bereits etablierten Substanzen.

Ich möchte hier noch einmal darauf hinweisen, dass Cannabinoide keine Wundermittel sind. Es ist auch nicht sinnvoll, vor der Gabe oder gleichzeitig mit der Gabe von Cannabinoiden alle anderen Maßnahmen auszusetzen. Dadurch würde es nur zu einer Verzerrung kommen: Das Absetzen von bereits etablierten Methoden würde zu einem Entzug und damit zu einer Verfälschung der Situation führen, zugleich sollen Cannabinoide eine Therapie eher abrunden und nicht selektiv einwirken. Zum Teil kann die Breitenwirkung des Cannabinoids mit der Selektivität eines anderen Präparates durchaus sinnvoll und nützlich kombiniert werden. So wirken etwa NSAR (nicht sterioidale Antirheumatika) auf die Entzündung ein, während Cannabinoide auf Schmerz, Schlaf und Muskelentspannung Einfluss nehmen.[84] Beide Medikamente interagieren aber auch miteinander positiv. NSAR und Cannabinoide stehen pharmakologisch durch ihre Metabolisierung in enger Beziehung. Fabrizio Benedetti konnte den Placebo-Effekt unter NSAR mit Rimonabant (Anticannabinoid) aufheben.[85]

Im weiteren Behandlungsverlauf beginnt ein Patient oft zu experimentieren und findet heraus, welches Präparat ihm etwas bringt und welches weniger Nebenwirkungen hat. Oft können dann gewisse Präparate reduziert oder abgesetzt werden, wie beispielsweise Opiate[86, 87, 88, 89] (seit dem Einsatz von Cannabinoiden in meiner Praxis hatte ich keinen einzigen Fall einer Opiatüberdosierung), Antidepressiva oder Antirheumatika. Auch bei den Antiepileptika kann man vielfach signifikant herunterfahren.

Der Einsatz von Cannabinoiden bringt meist Veränderung in das medikamentöse Regime. Auf jeden Fall kann dadurch eine Poly- oder Multimedikation reduziert oder verhindert werden.

Die Kombination von Cannabinoiden mit anderen Medikamenten wirkt also durchaus günstig. Und da das Endocannabinoid-System eigenständig funktioniert, kommt es zu wenigen Wechselwirkungen mit anderen Präparaten. Da Cannabinoide müde machen, können Schlafmittel reduziert oder abgesetzt werden (niedrig dosierte Benzodiazepine müssen aber nicht zwingend abgesetzt werden). Cannabinoide sollten übrigens nicht gemeinsam mit Alkohol eingenommen werden, weil dadurch die Wirkung auf das Herz-Kreislauf-System erhöht wird.[90,91]

Gefahr der Überdosierung bei Joints

Etwas ganz anderes als der gezielte medizinische Einsatz von Cannabinoiden stellt der Konsum von THC ohne therapeutischen Zweck dar, umgangssprachlich auch »Kiffen« genannt. Hier wird das THC inhaliert. In wenigen Sekunden lässt sich etwa die zehnfache Tagesdosis konsumieren, die ein Schmerzpatient über ein THC-haltiges Cannabinoid einnimmt. Bei der oralen medizinischen Gabe sind 5 bis 15 mg THC pro Tag üblich – ein Joint liefert zwischen 100 und 150 mg THC! Das Risiko der Überdosierung und der akuten Toxizität ist somit hoch. Das Herz-Kreislauf-Risiko steigt, damit die Anfälligkeit für Rhythmusstörungen bis hin zum Infarkt; Verwirrung und Halluzinationen können zu Verkehrsunfällen führen. Gefährlich ist vor allem der ständige Missbrauch in hohen Dosierungen trotz offensichtlich schädlicher Auswirkungen auf die eigene Gesundheit. Gerade bei Jugendlichen können auch Psychosen begünstigt[92,93] werden, eine meist lebenslange psychiatrische Erkrankung, bei der die Realität verändert wahrgenommen und verarbeitet wird. Das führt zu schweren Beeinträchtigungen der Betroffenen wie auch des sozialen Umfeldes. Im Rahmen der »Desynchronisation« (Distanzierung) fehlt es dann an Konzentration für Ausbildung, Beruf und Familie. Die Betroffenen sind unter hohen Cannabinoid-Dosen nicht engagiert und fühlen sich vom Leben nicht ausreichend angesprochen.

Im Gehirn kommt bei es jungen Menschen zu »amotivativen Krisen« – einer Mir-ist-alles-egal-Haltung. Darunter leidet nicht nur der schulische Erfolg, sondern es mangelt auch an einem Maß überlebenswichtiger Aggression, die hilft, sich durchzusetzen und seinen Platz in der Gesellschaft zu finden.

Durch Passivrauchen kann die Gehirnentwicklung bei Kleinkindern und Säuglingen gestört werden, sogar eine Beeinträchtigung von Föten im Mutterleib ist denkbar. Aus all diesen Gründen sollte THC nur Erwachsenen verabreicht werden. Bei medizinischem Gebrauch ist es dem verantwortungsvollen Arzt zudem möglich, Risikogruppen zu erkennen. Die Klärung psychischer Erkrankungen in der Lebensgeschichte und in der engeren Familie, wie Schizophrenie, bipolare oder manisch-depressive Störungen, Halluzinationen (Stimmen hören oder Menschen, die nicht anwesend sind, zu sehen) ist daher dringend notwendig, um labile Personen von Cannabinoiden fernzuhalten.

KAPITEL 6

Nur ganzheitliche Therapien sind erfolgreich

ALL DIE JAHRE als Schmerztherapeut haben mir eines klar vor Augen geführt: Nur eine ganzheitliche Therapie hilft chronischen Patienten dauerhaft.

Aus den tausenden Gesprächen mit meinen Patienten habe ich zahlreiche Möglichkeiten entwickelt, die Therapie mit Cannabinoiden in weitere therapeutische Maßnahmen, die ja nicht an Bedeutung verloren haben, einzubetten. Die Grundlage für eine sinnvolle Integration von Cannabinoiden in die Schmerztherapie ist dabei die Führung des Patienten auf verschiedenen Ebenen. Cannabinoide sind keine Monotherapie, also alleinige Maßnahme, und sie sind kein Allheilmittel für jedermann. Schmerzen am Bewegungsapparat können vielerlei Gründe haben; es wäre sträflich, allein auf Cannabinoide zu setzen und diese Gründe nicht zu analysieren und dagegenzusteuern, wie Bewegungsarmut und Zwangshaltungen (PC-Arbeit), Vitaminmangel (Vitamin B, D), Überernährung (metabolisches Syndrom), Konflikte mit psychischer und körperlicher Daueranspannung und vieles mehr. Es ist wichtig, die Ursachen von Schmerzen im Auge zu behalten und zu behandeln.

Aus der Starre herauskommen

Was kann man tun, wenn ein Patient trotz ausgezeichneter ärztlicher Begleitung seine Einschränkungen nicht überwinden kann? Wenn die Remobilisation nach Operation, Unfall oder längerer Erkrankung nicht gelingen will?

In diesen Fällen müssen sich Arzt und Patient ein wenig genauer mit der Neurobiologie befassen. In den Tiefen unseres Gehirns arbeiten sehr alte Strukturen, das »Reptiliengehirn«. Es ist dafür zuständig, Freund und Feind zu erkennen und uns vor Bedrohungen zu schützen. Das erspart uns im Alltag eine Menge Arbeit. Vieles läuft unbewusst ab, wir machen es einfach und das ist meist gut so: Wir essen oder bewegen uns, wenn uns danach ist, oder suchen die Nähe anderer Menschen. Instinktive und gesunde Verhaltensweisen. Doch wenn wir uns bedroht, verärgert oder ohnmächtig fühlen, dann ist es leicht möglich, dass das Reptil in uns zu unserem Nachteil zuschlägt. Bei einem Angriff von Wespen oder Hornissen am Frühstückstisch im Garten beispielsweise wird die geeinte Familie schnell zu einem aufgescheuchten Hühnerstall. Der eine schlägt zu, der andere flüchtet, andere erstarren vor Schreck oder retten sich unter den Tisch. »Amygdala-Hijack«[94] nennt sich dieses Phänomen unkontrollierbarer emotionaler Reaktionen.

Schmerzpatienten haben es mit Angriff und Flucht denkbar schwer. Vor allem jene mit eingeklemmten Nerven oder entzündeten Gelenken. Sie müssen liegen und können sich kaum bewegen. Und das oft über lange Zeit. Auch wenn der Schmerz schon längst nicht mehr das Thema ist, auch wenn die Entzündung schon abgeheilt ist: Sie rühren sich noch immer nicht. Für dieses Totstellen sind Amygdala (Teil des limbischen Systems und unser »emotionales Gehirn«) sowie Hirnstamm verantwortlich. Wenn in diesem Totstell-Reflex kein überschwelliger Reiz von außen kommt, bleibt der Betroffene im Totstell-Modus gefangen, im »Freezing«. In dieser Situation müsste, damit Bewegung wieder möglich wird, etwas Gravierendes passieren, um das Muster außer Kraft zu setzen, wie etwa ein Gewitter im Gebirge, das den Betroffenen dazu zwingt, mit allen anderen in Todesangst ins Tal zu laufen. Die andere Möglichkeit ist, mit Medikamenten und Bewegungstherapie, lokaler Schmerztherapie, Cannabinoiden und so fort für Bewegung zu sorgen.

Heilung geschieht nur ganzheitlich

Eine medikamentöse Therapie sollte meiner Ansicht nach immer mit anderen Faktoren kombiniert werden. Der wichtigste davon ist die Konfrontation des Patienten mit seiner Krankheit, seiner Geschichte.

Wir Ärzte wollen medizinisch gern alles ausschöpfen, was uns zur Verfügung steht. Neue wissenschaftliche Erkenntnisse haben meist eine Anpassung der Therapie zur Folge. Der Patient wiederum muss sich mit seinen Befunden und therapeutischen Fortschritten auseinandersetzen und bei den einzelnen therapeutischen Maßnahmen mitarbeiten.

Doch das reicht nicht aus. Ein Arzt, der sich als bloßer Versorger mit Medikamenten sieht, ist an einer echten Heilung des Patienten wohl nicht wirklich interessiert. Empathisch auf das Leid des Betroffenen zu reagieren, achtsam und wertschätzend mit ihm umzugehen, ist der wirkliche Weg einer qualitativ hochwertigen Medizin. Der Patient als Individuum sollte im Mittelpunkt stehen. Wenn sich der Arzt mit seinem Patienten beschäftigt, erkennt er sehr schnell, ob dieser ein reiner »Medikamentenkonsument« ist, der nur seine Symptome behandelt haben möchte, oder ob der Patient mit dem Arzt gemeinsam einen Wandel in Angriff nehmen will und ein Aufbruch zu neuen Ufern und damit zu nachhaltiger Gesundheit möglich ist.

Bei vielen Menschen braucht es beträchtliches Leid, um eines Tages für Veränderungen reif zu werden. Erst wenn die Krise, die Krankheit, so tief geht, dass der Patient die Reißleine ziehen *muss* und Zuwarten nicht mehr möglich ist, besteht bei vielen die Bereitschaft, sich ernsthaft mit ihrem Leben auseinanderzusetzen und es zu verändern. In diesen Fällen hat sich schrittweises Vorgehen besonders bewährt. Vom Arzt erfährt der Patient zunächst erste Linderung durch Medikamente. Der Arzt spricht mit ihm, es folgen Diagnostik und Analyse. Danach wird der Ausgangszustand untersucht; als Krönung folgt das therapeutische und präventive Konzept.

In der Praxis könnte das so aussehen: Ein unerträglicher Ischiasschmerz treibt den Patienten zum Arzt. Es folgen genaue Befragung und Untersuchung. Wenn keine schwerwiegenden neurologischen Befunde zu erheben sind, wird eine Schmerzbehandlung eingeleitet (hier sind der Wunsch und die Bereitschaft des Patienten entscheidend), mit Medikamenten, Spritzen, Infusion, Manipulation, Mobilisation, Akupunktur und Gesprächen. Bei der eingehenden Diagnostik werden die vorliegenden organischen Befunde erhoben, die sich häufig als gar nicht so gravierend herausstellen. Das konkrete Bild ergibt sich daraus, wie gut der Patient auf die ergriffenen Maßnahmen anspricht, basierend auf den aktuellen Befunden. Dabei erkennt der Profi die komplexen Krankheitsmechanismen: Vielleicht ergibt der Befund ein wenig Vitamin-D-Mangel, erhöhte Blutfette, zu viel Harnsäure und einige Kilo Übergewicht (fast normal in unserer Wohlstandsgesellschaft). Im Röntgenbild und in der Magnetresonanztomografie werden eine Vorwölbung im Bandscheibenbereich und durch Bandscheibenabnützung eingeengte Nervenkanäle festgestellt, vielleicht auch eine Entzündung der Wirbelgelenke im unteren Lendenwirbelsäulenbereich. Die Knochendichte deutet möglicherweise auf eine Osteopenie (Minderung der Knochendichte) als Ausdruck von Vitamin-D- und Bewegungsmangel hin. Klinisch fallen eine schwache Bauchdecke und verkürzte Hüftmuskeln auf. Aufgrund einer Mobbing-Situation im Job überlegt der Patient bereits seit längerer Zeit, ob nicht doch eine berufliche Veränderung stattfinden sollte. Die eskalierende Situation hätte, so berichtet er, auch die Partnerschaft verändert; der Umgang in den letzten Wochen sei harsch und wenig wertschätzend gewesen. Vier Stunden Schlaf pro Nacht in den letzten Monaten seien nicht unüblich gewesen.

So oder ähnlich ergeht es vielen chronischen Schmerzpatienten. Zeigt sich dieses Bild, ist es Zeit, nicht nur über die üblichen Medikamente, Diät und Bewegungstherapie nachzudenken. Bestehen Anhaltspunkte, ist es gut abzuklären, ob zusätzlich eine Depression, Angststörung, Traumatisierung oder Burnout vorliegen. Eventuell sollte auch der begleitende Einsatz von Cannabinoiden angedacht werden. All das ist wichtig, denn es ist entscheidend, dass Patienten ihre krankheitsbedingten Krisen erfolgreich und strategisch zu überwinden lernen. Dadurch können sie regenerieren und werden resilienter; sie haben aus dem Schmerz das gelernt, was notwendig war.

Therapie, Konfrontation und Begleitung bringen nachhaltige Veränderung zum Positiven. Medizin wird dann zur Schule für das Leben und wirkt als Bereicherung. Cannabinoide für ein paar Tage oder einige Wochen können begleitend von großem Wert sein.

Schwieriger stellt sich die Situation beim jahrzehntelang chronifizierten Schmerzpatienten dar. Eine Analyse der Ausgangssituation ergibt zumeist, dass alle Befunde vorhanden sind; der Leidensdruck, den sich der Betroffene macht, ist oftmals hoch, seine Lebensqualität sehr eingeschränkt, Depressivität und Angst (vor den Schmerzen, vor Krankheiten, vor der Zukunft) sind allgegenwärtig. Das Vertrauen ist häufig gering, Hoffnung ist wenig bis gar nicht vorhanden. Meist haben diese

Patienten schon eine Vielzahl von Opiaten, Antidepressiva, Antiepileptika und Antirheumatika ausprobiert.

In dieser Situation ist es für einen Arzt zuerst einmal wichtig, einen soliden Kontakt zum Patienten und seinem eventuell vorhandenen Partner aufzunehmen. Die Geschichte hinter der Schmerzerkrankung ist oft umfangreich und komplex, und so auch die Therapie und Begleitung. Zunächst einmal ist es wichtig, das Leiden wahrzunehmen und dem Patienten als Person Wertschätzung entgegenzubringen. So entsteht eine gemeinsame Realität. Ist das klassische Anforderungsprofil für Cannabinoide erfüllt und bestehen keine Kontraindikationen, können diese Medikamente zum Einsatz gebracht werden. Sie haben die Eigenschaft, den Betroffenen langsam, aber stetig aus seiner langjährigen Instabilität zu führen; für mich stellen sie in vielen Fällen die Grundlage der weiteren Behandlung dar.

Warum individuelle Behandlung wichtig ist

Die jahrzehntelange Auseinandersetzung mit Cannabinoiden als Medikamente – durch viele Patienteninterviews, Behandlungsverläufe und Eigenerfahrung – hat mein Bild von Krankheit und Gesundheit entscheidend verändert. Das Denken in rein schulmedizinischen Diagnosen halte ich für einseitig, es führt lediglich zu zunehmender Spezialisierung. Menschen fordern jedoch von einem Gesundheitssystem eine ganzheitliche und individuelle Betrachtung, die durch passgenaue und effiziente Therapien flankiert sind. Eine jede Therapie muss individuell geplant und durchgeführt werden.

Die Geschichte des Patienten zeigt meist deutlich, in welche Richtung es gehen muss. Oftmals fehlen Schlaf, Entspannungsfähigkeit, Ruhe und sanfte Bewegung. Die Kommunikationsfähigkeit ist nicht selten eingeschränkt, viele Verhaltensmuster bedürfen der Neuausrichtung, sind dem Alter und dem energetischen Zustand nicht mehr angepasst. Die Betroffenen sind nicht selten von gewissen Gedanken und Vorstellungen wie besessen, beispielsweise von Karrieresprüngen, einem Zusatzstudium oder dem Hausbau, und können daher ihrer Regeneration nicht mehr ausreichend Raum geben.

Vielfach ist tiefe Erschütterung notwendig, um von alten, nicht mehr zeitgemäßen Mustern Abstand zu nehmen. Die Erleichterung ist dann riesig, wenn der Schmerz erlischt und die Patienten die ersten Nächte wieder durchgeschlafen haben. Plötzlich wird der Blick weit. Wie ein Kind freut sich der »Geheilte« über sein neues Leben, genießt die wärmende Sonne und fühlt den frischen Wind auf dem Gesicht. Die zwanghaften Ideen haben sich verflüchtigt, der ganze Mensch kann wieder durchatmen und das Gehirn darf endlich auch wieder anderen wichtigen Aufgaben dienen, anstatt ständig nur um Schmerz und Leid zu kreisen. Wie schön zu sehen, wenn ein Patient lachend und strahlend in der Ordination erscheint und sich für die Intervention bedankt.

Selbst ist der Heiler – Tabletten alleine sind zu wenig

Körpereigene Cannabinoide und Endorphine sorgen beim Laufen für das Runners-High-Hochgefühl.[95] Auch wenn Kinder spielen, sind körpereigene Cannabinoide aktiv. Somit sind Menschen ohne Sport, ohne spielerische Prozesse,[96, 97, 98] die nur mehr Routine kennen und im Hamsterrad gefangen sind, dem Schmerz in größerem Umfang ausgeliefert als Menschen, die Sport treiben oder in der Freizeit kreativ abschalten.

Deswegen können Medikamente allein ohne Eigenkompetenz beim Patienten keine Lösungen bringen. Schmerzarmut setzt ein proaktives Verhalten voraus, also die Verantwortung für das eigene Leben und Handeln zu übernehmen.[99] Wer sich ausschließlich auf Tabletten verlässt, wird oft enttäuscht; viele halten sich an die regelmäßige Einnahme, und dennoch zeigt sich keine Besserung. Also wird die Dosis der Medikamente immer weiter gesteigert, bis Toleranzen eintreten. Die Wirksamkeit geht verloren, da Zellen und Rezeptoren ihre Empfindlichkeit für das Medikament verlieren. Die Folge sind nicht selten Missbrauch und Therapieresistenz. Beim Patienten und auch beim Arzt festigt sich Enttäuschung.

Für mich ist ein Medikament lediglich eine Hilfestellung und sollte so bald wie möglich abgesetzt werden, vorausgesetzt die Eigenkompetenz ist ausreichend entwickelt. Natürlich gibt es Fälle, wo das Absetzen nicht mehr möglich ist, wo Sport und soziale Interaktion nicht mehr so recht gelingen wollen. In solchen Fällen handhabe ich es ähnlich wie bei Tumorpatienten: In dieser palliativen (symptomlindernden) Situation geht es nun nicht mehr darum, Krankheit zu heilen, sondern darum, die Situation erträglich zu machen. Aber auch hier sollten auf blinde Dosissteigerungen verzichtet werden, sondern eher die individuellen und aktuellen Problemstellungen Berücksichtigung finden.

Cannabinoide können Ruhe und Entspannung schenken. Doch noch so hohe Dosen an Cannabinoiden können keine persönlichen Probleme lösen. Aber wenn es gelingt, mithilfe der Cannabinoide den Weg zur Selbstwirksamkeit zu unterstützen, dann ist viel geglückt.

Zur heilenden Regeneration eines Menschen sind ausreichend Schlaf, Ruhephasen, moderate Bewegung, ausgewogene Ernährung und gewinnbringende Kommunikationsstrategien wichtig. Alle diese Faktoren dienen dazu, die Wirkung eines Medikaments zu unterstützen und auf vielen Ebenen ein selbstwirksames, resilientes Verhalten anzutrainieren. Gerade körperliche Bewegung ist meiner Erfahrung nach ungemein wichtig und sollte niemals vernachlässigt werden. In unserer Klinik ist es immer wieder erstaunlich zu beobachten, wie auch durch Bandscheibenvorfälle und degenerative Veränderungen massiv Beeinträchtigte zum Yoga-Kurs kommen, am Tai-Chi teilnehmen und dabei keine schlechte Figur machen. Es ist bewundernswert, was aktive und medikamentös gut eingestellte und mitbetreute Schmerzpatienten alles schaffen können, wenn sie auf ihren Körper hören, sich aber vom Schmerz nicht ständig abschrecken lassen.

Heilendes Fasten

Dem Heilfasten möchte ich im Zusammenhang mit Schmerzen einen besonderen Platz einräumen. Vor allem durch das Saftfasten erlebe ich eine besonders breite Wirkung auf das »Heilwerden« der Patienten.[100] Ich denke, dass gerade beim Fasten, beim völligen Entzug fester Nahrung für etwa eine Woche, das endogene, also körpereigene, Cannabinoid-System massiv hochreguliert wird. Es ist verblüffend, wie gut danach Zitronentee schmeckt oder ein wenig Buttermilch. Auch die Ruhe und Ausgeglichenheit, die durch den Zuckermangel im Körper entstehen, sind beachtlich. Ausdauerleistungen wie Spaziergänge oder längere sportliche Aktivitäten unter mäßiger Belastung gelingen dennoch einwandfrei. Natürlich sind bei dieser Umstellung eine Unzahl neurophysiologischer und epigenetischer Mechanismen mitbeteiligt; das Endocannabinoid-System steht dabei aber an einer vorderen Position.

Schmerzpatienten, die sich gemeinsam in der Gruppe einer Fastenwoche unterziehen, profitieren nicht nur von verminderten Schmerzen, sondern vor allem auch psychisch und sozial. Gemeinsam ein gewagtes Ziel zu verfolgen und den eigenen Körper einem zu Fastenbeginn großen Stress auszusetzen, schmiedet die Gruppe zusammen. Menschen, die sich anders wohl nie begegnet wären, treffen aufeinander, tauschen sich aus und lernen voneinander. In so einer Woche kommt jeder an seine Grenzen; das verbindet. Jeder hat seine Fehler und Einbrüche, doch gemeinsam schafft man die Woche erfolgreich. Beim Heilfasten in der Gruppe kommt es sehr oft zu ermutigenden Gesprächen. Ob reich oder arm, Professor oder Aushilfe, beim Fasten müssen alle gleichermaßen leiden, alle müssen ihren inneren Schweinehund überwinden – das verbindet gewaltig. Der oft tiefe, unter Normalbedingungen nicht mögliche Einblick in das Leben anderer, in ihre Sorgen und Ängste, schweißt zusammen. Alle sprechen offen über ihre Probleme, und man findet gemeinsam Lösungen.

Heilfasten, das auf eine lange Tradition in fast allen Kulturen zurückblickt, bietet einen besonderen Zugang zum eigenen Körper, zu seinen ganz rudimentären Bedürfnissen, aber auch zur spirituellen, geistigen Ebene. Besonders Schmerzpatienten profitieren vom Heilfasten. Nach einer Fastenwoche zeigt sich oft eine deutliche Schmerzreduktion. Zudem verliert der Fastende in dieser Zeit rund zwei Kilogramm Körperfett, der Darm wird entlastet; die Verdauungstätigkeit benötigt immerhin 40 Prozent unserer Lebensenergie. All das führt zu einer tiefgreifenden Regeneration, dank Ruhe und viel Schlaf, dank Abbau und Ausscheidung von »Zellmüll«, und zu guter Stimmung.

Ein weiterer Pluspunkt: Fasten schärft die Sinne. Beim Fasten werden hohe endocannabinoide Spiegel erreicht. Vor allem am Riechkolben (Bulbus olfactorius) lassen sich hohe Endocannabinoid-Konzentrationen messen. Das merkt der Fastende bei der Nahrungsaufnahme – alles riecht sehr gut. Und nicht zuletzt kann Fasten zum (gemeinsamen) Genießen verleiten: Jeder Bissen schmeckt besonders, und wenn ein Fastender Geburtstag hat, wird bei uns auch mit Wein angestoßen. Jeder noch so kleine Schluck riecht und schmeckt fantastisch –

und man glaubt gar nicht, wie lange man an einem fingerbreit gefüllten Weinglas in höchster Verzückung nippen kann.

Aktiv bleiben

Suchen macht glücklich. Das hat Tierforscher Jaak Panksepp herausgefunden,[101] der sich mit tierischen Emotionen beschäftigt. Er konnte zeigen, dass Tiere positiv reagieren, wenn sie sich nach etwas auf die Suche machen. Und er konnte messen, welche endogenen Substanzen dabei ausgeschüttet werden – Endocannabinoide waren in Situationen, die sich für die Tiere positiv darstellten, immer nachweisbar.

Auch wir Menschen sollten nie aufhören zu suchen; und wenn wir etwas Sinnvolles gefunden haben, ist es gut, das ins eigene Leben zu integrieren. Doch wer immer an derselben Stelle sucht, verliert möglicherweise seine Vielseitigkeit, seine Kreativität! Wir brauchen immer wieder neue Herausforderungen, auf verschiedenen Gebieten. Neben dem Job kann das in künstlerischen, musischen, in körperlich herausfordernden, psychischen und spirituellen Bereichen sein.

Panksepps Versuchstiere lieben es auch, miteinander zu balgen und Scheinkämpfe auszufechten. Ob Balgen bei Kleinkindern, Raufen in der Schule, Fußball bei Jugendlichen: Solche Erlebnisse sind Höhepunkte, bei denen viele positive Neurotransmitter im Körper aktiv sind. Dabei fühlen wir uns nicht nur wohl, sondern wir lernen auch noch dabei. Diese Form der spielerischen Auseinandersetzung benötigt Gesten,

Blicke, Körperhaltung und Spannung. Zustände, die uns klarmachen, wie ernst es dem anderen ist. Wer nur über soziale Medien oder das Handy kommuniziert, verliert dabei die Vorteile des endocannabinoiden Systems! Auf zu viel digitale Kommunikation reagieren wir oft gereizt, genervt.[102] Gründe für Verspannung und Burnout gibt es viele – einer davon ist ein schwaches endocannabinoides System. Deswegen ist es so wichtig, aktiv zu bleiben, im Austausch mit anderen; das regt unser endocannabinoides System an und hilft sogar bei der Schmerzbekämpfung.

Reset – Wandlung erleben

Wer seit langer Zeit Schmerzen hat, glaubt oft nicht mehr daran, dass sich das ändern kann. Die Betroffenen schließen aus der Vergangenheit auf die Zukunft. Vielleicht gibt es da noch den Funken Hoffnung, dass ein Wundermittel helfen könnte. Doch selbst diese Hoffnung ist bei vielen schon versiegt.

Jeder von uns hat in der Vergangenheit jede Menge gelernt und geschafft. Ob das nun Fremdsprachen sind oder der Umgang mit Technik, wir können vieles lernen, was uns den Alltag erleichtert. Durch regelmäßiges Training kann unser Gehirn gewisse Leistungen sogar um das 3000-Fache steigern. »Neurons that fire together wire together«: Nervenzellen, die miteinander feuern, vernetzen sich miteinander.

Auch Schmerz wird erlernt. Er prägt sich, ohne dass wir es wollen, mit der Zeit tiefer und tiefer in unser Gehirn ein, immer mehr Gehirnareale werden in seinen Bann gezogen. Als ich noch Student war, fragte ein Professor das Auditorium, wer im Augenblick Schmerzen hätte; diejenigen bat er aufzuzeigen. Es waren ungefähr zehn Prozent der Studenten. Ich selbst war wegen der Kopfschmerzen nach meinem Autounfall einer der Betroffenen. Und natürlich habe ich mich gefragt, warum ausgerechnet ich zu dieser kleinen Gruppe gehörte. Wo lag mein Problem? Damals hatte ich wirklich jeden Tag Schmerzen, und ich fragte mich, wie das weitergehen sollte. Ich ärgerte mich über mich selbst, dass ich nicht in der Lage war, des Problems Herr zu werden. Die ständigen Schmerzen nahmen mir jede Entwicklung, füllten alle Räume meines Denkens und Handelns aus. Irgendwie, das war mir klar, musste ich da raus.[103, 104] Damals glaubte ich noch, dass das leicht ginge, dass ich irgendein Wunder erleben würde, und dann wäre alles vorbei. Irgendein Trick, so hoffte ich, würde den Schmerz schon auslöschen. Aber es gab keinen Trick. Der Weg sollte noch ein langer werden. Ich musste mir von anderen helfen lassen und viel mehr selbst dazu beitragen. Es dauerte noch eine Weile, bis ich schließlich mit manueller Medizin, Akupunktur, Gymnastik, Sport und nicht zuletzt den Cannabinoiden ein neues, positives Lebensgefühl finden konnte.

Allen erfolgreichen Therapien ist folgendes Geheimnis eigen: Sie führen zu einer unerwarteten, vorher nicht gespürten, erlebten Wandlung, zu einem Reset-Erlebnis. Die Eindrücke der Vergangenheit werden durch ein »Reset« – wenn auch manchmal nur kurzfristig – aufgehoben und fast ungeschehen gemacht. Diese Überschreibung ist ein mächtiges Gefühl der

Veränderung. Wenn so ein Zustand bei einem meiner Patienten auftritt, dann weiß ich: Jetzt könnte der Durchbruch gelingen.

Relearning – raus aus dem alten Muster

Wenn unser ganzes Gehirn auf eine einzige Sache wie den Schmerz ausgerichtet ist und daneben nichts mehr Platz hat, und das über Tage, Wochen oder Jahre, führt dies zu einer massiven Einengung des Denkens, Fühlens und Handelns. Chronische Schmerzpatienten sind im Schmerz fixiert. Fast alle Abläufe haben sich diesem Thema untergeordnet. Mit zu wenig Schlaf und Entspannung sind sie ständig »aufgedreht«. Magnetresonanzbilder des Gehirns zeigen, dass fast alle Hirnareale mit dem Schmerz zusammenarbeiten und ihre Kapazitäten anderen wesentlichen Aufgaben entzogen werden.

Der medizinische Einsatz von Cannabinoiden verschafft dem Patienten – oft zum ersten Mal nach Jahren – die Möglichkeit, aus seinem schmerzbedingten Gefängnis auszubrechen. Der Schmerz ist zwar da, aber er ist nicht mehr in der Lage, das ganze Gehirn in »Geiselhaft« zu nehmen.

Wir können starken Schmerz leider nicht völlig vergessen, er bleibt tief abgespeichert in Amygdala und Hirnstamm. Aber wir können den Schmerz überschreiben, indem wir eine Art »Relearning« vollziehen: Neues Verhalten wird sehr bewusst ausprobiert und eingeübt, wodurch das alte, schmerzbedingte Verhalten, das sich durch Vermeidung und ängstliches Innehalten ausgezeichnet hat, Schritt für Schritt in den Hintergrund tritt.[105]

Bei diesem Prozess spielt die Amygdala eine wichtige Rolle. Sie verfügt ja über zahlreiche Cannabinoid-Rezeptoren, die von unserem körpereigenen Botenstoff des Glücks, Ananda-mid, bedient werden. Wird die Amygdala durch Schmerzen überreizt, so kommt es zu plötzlichen, schwer steuerbaren Reaktionen wie Angriff, Flucht, Totstellen oder Panik.

Mittels »Relearning«, also einer bewussten Verhaltensände-rung, bei der wir dem Schmerz nicht mehr ausweichen, ist es möglich, dieser Übererregung des Gehirns entgegenzuwirken. Wir laufen sozusagen nicht mehr so leicht Amok und bleiben gelassen. Wir haben eine innere Bremse, die wir ziehen kön-nen, womit sich der negative Stress verhindern lässt.

Um aus der Schmerzspirale aussteigen zu können, ist es entscheidend, Ängste, Resignation und Depression, die Ver-änderung blockieren, hinter sich zu lassen und wieder aktiv zu werden, wie in den vorangegangenen Kapiteln beschrieben. Jeder von uns kann bis ans Ende seiner Tage dazulernen, weil das Gehirn neuroplastisch veränderbar ist. Ein Eichhörnchen, das in Gefangenschaft nur geriebene Nüsse bekommen hat, wird in Freiheit schon im ersten Winter sterben, denn es hat nicht gelernt, Nüsse im Herbst ins Lager zu rollen. Wir Men-schen dagegen können uns Tag für Tag Neues aneignen. Da-zwischen braucht unser Gehirn Pausen zum Schlafen, Tag-träumen und Meditieren. Nur dann kann neu erworbenes Wissen dauerhaft abgespeichert werden. Um diese geistigen Prozesse zu unterstützen, ist auch körperliche Bewegung wichtig, genauso wie soziale Interaktion. Dann wird die Sache rund.

Die neuronale Plastizität, die ständige Veränderbarkeit unseres Gehirns, macht es möglich, dass wir uns dem Leben immer wieder anpassen. Dazu gehört es auch, mit zunehmendem Alter einen Gang zurückzuschalten. Viele Menschen fühlen sich jedoch nur bestätigt, wenn sie arbeiten und leisten, anderen helfen und sie unterstützen. Selbstfürsorge und Achtsamkeit den eigenen Bedürfnissen gegenüber kommen dann oft zu kurz. Es geht also darum, gemeinsam mit dem Patienten nach Dingen zu suchen, die ihm guttun und ihn weiterbringen.

Interessant für mich war es, Tanzabende mit Schmerzpatienten zu beobachten: Zu Beginn, wenn die Tanzschritte noch gelernt und geübt werden müssen, ist zwar schon viel Spaß dabei, aber es kommt zu keiner signifikanten Schmerzreduktion. Erst wenn sich die Schrittfolgen gefestigt haben und die Bewegungen mühelos gelingen, reduziert das auch die Schmerzempfindung. Erst wenn die Veränderung ausreichend lange geübt und verinnerlicht wurde, führt das zum gewünschten Erfolg.

An der Krankheit wachsen

Unterstützt durch die Professoren Wilfried Ilias und Günther Bernatzky, beide schmerztherapeutisches Urgestein in Österreich, veranstalteten wir 2014 die 1. Bad Vöslauer Schmerztage. Der Zuspruch war groß, auch in den Medien erhielt das

Thema Cannabinoide in der Medizin plötzlich einen neuen Stellenwert.

Der enorme Arbeitseinsatz rund um die Veranstaltung machte sich bei mir allerdings negativ bemerkbar. Auch wenn es beglückend war zu sehen, wie betroffene Schmerzpatienten beim Round Table über ihre gesteigerte Lebensqualität mit Experten diskutieren konnten, empfand ich selbst tiefe Erschöpfung. Zwei Jahre hatte ich ohne Pause gearbeitet, hatte das Schmerzzentrum in Bad Vöslau und den Schmerzverband aufgebaut und nun auch noch die Veranstaltung der Schmerztage hinter mich gebracht.

Ich legte mich abends aufs Sofa und spürte, wie mein Herz zu rasen begann. Zuerst dachte ich, die Probleme kämen von meiner angeborenen Störung der Herzreizleitung (Wolff-Parkinson-White-Syndrom). Bislang war ich gut belastbar gewesen, jedes Herzrasen hatte nach wenigen Minuten von selbst geendet. Diesmal war das anders. Ich konnte nicht mehr aufstehen, mein Kreislauf war am Boden. Ich dachte an meinen Internisten, der mir immer wieder geraten hatte, mich deswegen einem Eingriff zu unterziehen, um Vorhofflimmern zu vermeiden, denn die Rhythmusstörungen, so seine Meinung, seien lebensgefährlich. Und genau das war nun eingetreten. Ich hatte nach all dem Stress Vorhofflimmern, mein Syndrom war zu einer FBI-Tachycardie (Herzrasen) mutiert. Jetzt hieß es schnell zu handeln, denn es ging wirklich um mein Leben.

Meine Frau und eine meiner Töchter waren bei mir und verständigten Notarzt und Rettungsdienst. Wir hatten geplant, in Urlaub zu fahren und nach den Strapazen der letzten Jahre unser Leben zu genießen – das schien jetzt alles sehr weit weg oder ganz vorbei. Der Rettungsdienst kam lange Zeit nicht, es dauerte schier endlos. Ich sah die Angst meiner Familie. Doch in mir spürte ich Ruhe, alles rundherum nahm ich nur eingeschränkt wahr.

Endlich kam der Rettungswagen. Man eröffnete mir, dass ich nun ins nächste Spital gebracht werden sollte; ich entgegnete, ich bräuchte einen Spezialisten für Herzrhythmusstörungen. Die Mehrkosten übernahm ich gern. In der Spezialabteilung angekommen, wurde ich auf die Intensivstation verlegt. Doch die verabreichten Medikamente wirkten nicht, weshalb man mich mit Narkose und Elektroschock behandelte.

Während ich auf der Intensivstation lag, wurde ein weiterer Patient eingeliefert. Ein älterer Herr, ebenfalls mit Kreislaufproblemen. Aus den Gesprächen der Ärzte konnte ich entnehmen, dass der Enkel des Mannes ihn nach fünf Bier und einigen Gläsern Schnaps zu einem Joint überredet hatte. Alkohol und THC! Keine gute Kombination.

Schlussendlich hatten wir uns beide in eine ähnliche Situation gebracht: Beide waren wir nicht achtsam gewesen und hatten unsere Grenzen überschritten. Das sollte mir, nahm ich mir fest vor, nie wieder passieren. Beim Bettnachbarn waren es die Drogen Alkohol und THC gewesen, mich hatte die Droge Arbeit auf die Intensivstation gebracht.

Diese Stunden des Wartens und Hoffens, dass das Herz sich wieder beruhigt, dass es von 220 Pulsschlägen pro Minute wieder herunterkommt auf Normalniveau, schienen endlos. Ich fühlte mich machtlos und wusste, dass sich meine Angehörigen große Sorgen machten. Niemand wusste, ob das alles gut ausgehen würde.

Schlussendlich ist es gut ausgegangen. Aber es war ein wochenlanger Weg, begleitet von einem kleinen Schlaganfall durch die Rhythmusstörung. Mein Körper brauchte definitiv Ruhe, ich musste für einige Zeit jede Arbeit ruhen lassen. Ich lag nun in einem Zweibettzimmer mit einem älteren Herrn, der von einem schweren Schlaganfall gezeichnet war. Er hatte keine Aussicht mehr auf Heilung, konnte nicht sprechen, sich nicht bewegen, nicht alleine essen. Abends betete ich mit ihm. In solchen Situationen ist es gut, beten zu können.

Für mich war die Ruhe im Spital besonders wichtig. Außer meiner Frau und den Kindern hatte ich keine Lust, irgendjemanden zu sehen. Die Ruhe und Abschottung waren jetzt meine Lebensrettung. Meine Frau und ich hatten kurz zuvor mit einem Tanzkurs begonnen. Nun versuchte ich, meine Tanzschritte im Krankenzimmer zu üben. So konnte ich dank MP3-Player und Headset jeden Tag gut eine Stunde lang sanfte Bewegung absolvieren. Nach der langen Bettruhe samt Herzkatheter waren meine Muskeln verhärtet und schmerzhaft verspannt. Das Tanzen half mir dabei, die Muskeln zu lockern.

Im Krankenhaus erkannte ich die Ecksteine für Heilung: Bewegung, Ruhe, Ernährung und gute Beziehungen. Ich konnte regenerieren, die Bewegung holte mich aus der Starre. Auch über meine jahrelange Fehlernährung machte ich mir Gedanken. Und es wurde mir klar wie nie zuvor: Stabile Beziehungen zur Familie sind ein Rettungsanker.

Krankheit scheint also oft notwendig, um dem Leben wieder eine lebenswertere Richtung zu geben. Leider erkennen das viele nicht. Auf der neurologischen Abteilung habe ich viele Schlaganfallpatienten gesehen, die auch nach dem dritten Anfall noch zur Zigarette gegriffen haben. Aus dem Krankenhaus entlassen, ging ich es nun wirklich behutsamer an. Ich fuhr mein Arbeitspensum zurück, legte eine Woche Heilfasten ein und stellte danach meine Ernährung um.

KAPITEL 7

Hilfe und Selbsthilfe

PATIENTEN, DIE SICH nicht nur als Konsumenten von Medikamenten verstehen, sondern ihr Geschick selbst in die Hand nehmen, haben, wie wir bereits gesehen haben, bessere Chancen auf Heilung. Manche von ihnen tun sich zusammen, organisieren sich und helfen sich gegenseitig. Finden sich Allianzen von fachkundigen Ärzten und engagierten Patienten, profitieren alle Seiten davon.

Selbsthilfe – Patienten organisieren sich

Ende der 1990er Jahre wandte sich eine engagierte Schmerzpatientin an mich mit der Bitte, ihr Kontakte von Schmerzpatienten zu vermitteln, damit sie eine Selbsthilfegruppe gründen könnte. Mein Sekretariat schickte daraufhin Einladungen an schwer chronisch kranke Schmerzpatienten. Und die Resonanz war ganz erstaunlich! Von 250 Aussendungen kamen 150 positive Antworten zurück. Die engagierte Schmerzpatientin und spätere Präsidentin der Selbsthilfegruppe »Schmerz«

organsierte erste Treffen mit Diskussionen und Vorträgen, die extrem spannend und getragen von einer gewissen Aufbruchsstimmung waren.

Um eine so große Runde gut zu organisieren, bedarf es jedoch einer funktionierenden Leitung, Struktur und Regelmäßigkeit – Voraussetzungen, die chronische Schmerzpatienten kaum mitbringen. Es sind ja schwer kranke Menschen, die nicht regelmäßig an Treffen teilnehmen können, die immer wieder ins Krankenhaus müssen, Operationen über sicher ergehen lassen müssen und Tage im Bett verbringen. Daher war es nicht möglich, einen Verein zu gründen und regelmäßige Sitzungen abzuhalten. Mir wurde klar, dass Schmerzpatienten alleine kaum in der Lage sind, einer regelmäßigen Vereinsarbeit nachzukommen. Das ist kein Vorwurf, sondern es zeigt, dass es sich um einen massiv betroffenen, invalidisierten Personenkreis handelt, der von vielen Seiten Unterstützung nötig hat.

Für mich war diese Zeit sehr prägend, weil sie mir klarmachte, dass auch chronische Schmerzpatienten aus der Isolation geführt werden können. Den Betroffenen tat es gut zu wissen, dass sie nicht alleine sind und dass viele Menschen unter chronischen Schmerzen und all den daraus resultierenden Problemen leiden. Ich sah aber auch, wie wichtig es ist, diese Gruppen gut zu moderieren und zu strukturieren, da sonst die Gefahr des ständigen Jammerns und Selbstmitleids aufkeimte.

Schmerzverband – Patienten verbinden sich

Um Patienten soziale Anerkennung und Möglichkeiten der Öffentlichkeitsarbeit zu geben, gründeten wir 2014 einen eigenen Schmerzverband (Schmerzverband.at). Die Vereinsleitung wurde diesmal ganz bewusst mit Schmerzpatienten und Gesunden doppelt besetzt, sodass im Falle der akuten Erkrankung die Vereinsarbeit unbeeinträchtigt weitergehen kann. Der Schmerzverband sollte nicht alleine dazu dienen, Schmerzbetroffenen Beratung zu bieten, sondern ihnen auch mediale Aufmerksamkeit schenken. Vorrangiges Ziel war es zudem, Aktivitäten für Schmerzpatienten anzubieten. So organisiert der Schmerzverband Tanzkurse für Schmerzbetroffene und Heilfastenwochen, welche sehr regen Zuspruch finden.

Medien nutzen den Verband, um aus dem Pool an Betroffenen Ansprechpartner zu finden. So kann der Wunsch nach passenden Therapieangeboten für chronisch Schmerzkranke besser in die Öffentlichkeit getragen werden. Der Verein hilft zudem bei der Organisation präventiver Veranstaltungen und steht in Kommunikation mit Dachverbänden und politischen Entscheidungsträgern. Aufgabe des Vereins ist auch die Unterstützung bei sozialgerichtlichen Themen wie Medikamentenkostenrückerstattung oder Invaliditätspension. Der medizinische Gebrauch von Cannabinoiden bei Schmerzpatienten ist zwar erlaubt, die Rückvergütung für die Patienten durch die Kassen bleibt jedoch meist aus.

Darüber hinaus können Schmerzverbände dabei helfen, dem Phänomen der Vereinsamung durch Schmerz vorzubeugen. Viele Patienten ziehen sich im Laufe ihrer Schmerzkarriere ja immer mehr aus dem sozialen Leben zurück. In einer Gruppe mit Gleichgesinnten kann man sich austauschen, Veranstaltungen planen und organisieren, über aktuelle Entwicklungen und neue Behandlungsmethoden auf dem Laufenden halten – und soziale Kontakte mit Menschen knüpfen und pflegen, die Verständnis für kurzfristige Absagen oder schlechte Tage aufgrund der Schmerzen haben.

Schmerz braucht Öffentlichkeit

Medien suchen über die Plattform Schmerzverband.at immer wieder Interviewpartner für Zeitung und Fernsehen, die Erfahrungen mit diversen Schmerzbehandlungen mitbringen, auch mit Cannabinoiden. Für die Öffentlichkeit ist es von Interesse, authentisch Auskunft von Betroffenen zu bekommen (so wie im vorliegenden Buch). Auch politische Parteien und staatliche Organisationen informieren sich beispielsweise über die Rückvergütung durch Krankenkassen.

Der Schmerzverband erhält zudem immer wieder politische Anfragen zum Thema Cannabis-Medizin. Wir hoffen, mit unseren Stellungnahmen und mit unserer Arbeit Schmerzpatienten im ganzen deutschsprachigen Raum helfen zu können.

Durch den Schmerzverband ist mir klar geworden, wie wichtig es ist, das Thema Schmerzen an die Öffentlichkeit zu bringen, kontinuierlich und unnachgiebig. Schmerz ist ein schwierig zu kommunizierendes Thema und oft schwer nach-vollziehbar für Nichtbetroffene. Wird über das Thema Schmerzen ohne Patienten diskutiert, führt die Diskussion meist ganz schnell zu Vereinfachungen und Verniedlichungen des Problems. Bei Diskussionsrunden können Schmerzpatienten entscheidende Impulse und ein hohes Maß an Authentizität einbringen. Man spürt dann, dass es um etwas Wichtiges geht, nämlich um die Würde des Menschen. Einzelschicksale erzeugen beim Zuhören plötzlich Betroffenheit.

Elias Canetti hat das sehr schön zusammengefasst. Dieser Satz kann Mut machen, sich als Schmerzpatient oder als Angehöriger stark zu machen:

»Man kann in einem einzigen Menschen das Unglück der ganzen Welt anfassen, und solange man ihn nicht aufgibt, ist nichts aufgegeben, und solange er atmet, atmet die Welt.«

Seminare – cannabinoide.at

Manche Schmerzpatienten, so meine Erfahrung, sind sehr gut in der Lage, ihren Behandlungsverlauf und ihre Fortschritte einem kleinen, vertrauten Personenkreis mitzuteilen. Das hat mich motiviert, mit kleinen Schmerzseminaren zu starten. Seit 2008 organisiere ich gemeinsam mit Schmerzpatienten Seminare für Betroffene, Ärzte und Therapeuten. Cannabinoide sind bei diesen Seminaren natürlich immer ein Thema.

Auf der Plattform cannabinoide.at haben wir ein Seminarsystem entwickelt, das Ärzten die Möglichkeit gibt, sich über

Fakten und Neuerungen auf diesem Gebiet zu informieren. Nachdem das Wissen über Cannabinoide ständig wächst, ist der gemeinsame Wissensaustausch durch Aktualisierung und Erweiterung der Vorträge zwingend notwendig. Durch die Schirmherrschaft des Schmerzverbandes sind auch die Interessen der Schmerzpatienten gesichert.

Eine wichtige Aufgabe der nächsten Jahre wird es sein, das Wissen über das Endocannabinoid-System, die Cannabinoide und deren Wirkung sowie Eingliederung in die Medizin zu gestalten und voranzutreiben.

In diesen Seminaren wird auch immer wieder die evidenzbasierte (auf empirisch zusammengetragenen und bewerteten wissenschaftlichen Erkenntnissen beruhende) Medizin einer humanbasierten Medizin, in deren Zentrum der Mensch steht, gegenübergestellt. Wie Prof. Michael Musalek so treffend formuliert hat, macht es einen großen Unterschied, ob ein Patient, der Schmerzen hat, traumatisiert ist oder nicht, ob er sich Therapien leisten kann oder eben nicht, ob eine Familie unterstützend im Hintergrund steht oder nicht (all das ist humanbasierte Medizin).[106] Die evidenzbasierte Medizin, die sich ausschließlich auf objektivierbare Zahlen stützt, wurde in den letzten Jahren zunehmend zum Dogma, und wie viele Dogmen braucht es hier immer wieder Ausnahmen, um gelebt werden zu können. Schon die eingeschränkte Kommunizierbarkeit von Schmerz macht größte Probleme in der Objektivierung. Hinzu kommen bei dieser chronischen Erkrankung die Vorgeschichte und die historischen, ganz individuellen Schicksalsschläge und Fügungen, die sich einer Objektivierung und Standardisierung entziehen. Ähnlich verhält es sich auch bei der Therapie mit Cannabinoiden, welche sich nicht mit einer einzigen Wirkung begnügt, sondern eine ganze Reihe von Wirkweisen mitbringt, die wiederum verschiedenste Entwicklungen möglich macht und somit Einfluss auf das Patientenschicksal nimmt.

Die alleinige evidenzbasierte Betrachtungsweise, also die Beurteilung anhand von Zahlen und Daten, scheitert bei chronischen Schmerzpatienten am persönlichen, ganz individuellen Profil. Seine Ressourcen und seine Geschichte sind es, die in die Therapie einbezogen werden müssen. So werden bei unseren Cannabinoid-Seminaren auch immer Patienten, also Cannabinoid-Anwender, einbezogen. Sie stellen sich dem lernwilligen Publikum im Interview.

Cannabinoide und die ärztlichen Vorbehalte

Viele Ärzte wissen über die Wirkung von Cannabinoiden bis dato noch nicht oder kaum Bescheid.[107, 108] Seminarsysteme zur Weiterbildung sind erst im Entstehen. Bei meinen ersten öffentlichen Auftritten zum Thema Cannabinoide kamen immer wieder arrivierte Ärzte zu mir oder unterbrachen mich mit der Behauptung, ich hätte wahrlich schon genug Schaden angerichtet und solle den Einsatz sofort unterlassen, denn Cannabinoide könnten Psychosen auslösen und Menschen in Antriebslosigkeit und Demenz treiben.[109] Die Situation hat sich zwar gebessert, doch in Österreich verschreiben von den rund 44.000 praktizierenden Ärzten wohl immer noch erst rund 400 Cannabinoide – also nicht einmal ein Prozent.

Cannabinoide wurden bereits im antiken China für medizinische Zwecke eingesetzt. Die bisherige Ablehnung im Westen hat ihre Gründe: Cannabis wurde in der Zeit der Jahrhundertwende vom 18. zum 19. Jahrhundert in England und den USA frei als Medizin verkauft. In den USA war Hanf ein wesentlicher Produktionszweig: Taue für die Schifffahrt wurden daraus gefertigt und die Papierproduktion griff auf Hanf zurück. Mit dem Aufkommen von Aspirin als Schmerzmittel oder Luminal als Schlafmittel Anfang des 19. Jahrhunderts kamen Alternativen auf den Markt, und mit dem *Marihuana Tax Act* (Marihuana-Steuergesetz) von 1937 wurde die Cannabis- und Hanfproduktion in den USA schließlich lahmgelegt. Dahinter standen Initiativen der wachsenden Kunststoffindustrie. 1942 wurde Cannabis schließlich aus der United States Pharmacopeia (Arzneibuch für die Vereinigten Staaten) gestrichen. Einer der wichtigsten Vertreter der Anti-Cannabis-Kampagne war Harry Anslinger, Leiter des Federal Bureau of Narcotics. Ihm gelang es 1961, die UNO von der angeblichen Gefährlichkeit und Nutzlosigkeit von Cannabis zu überzeugen. Es folgte ein Abkommen über die Betäubungsmittel (UN Single Convention on Narcotic Drugs), welches auch die Verfügbarkeit von Cannabis und Hanf einschränkte. Österreich schloss sich dem Vertrag ebenso an wie Deutschland und die Schweiz. Ab 1970 war Cannabis sogar weltweit von der medizinischen Forschung und Nutzung ausgeschlossen.

Die Grundlage für die negative Einstellung war damit gelegt, welche sich erst im Zuge neuer wissenschaftlicher Erkenntnisse langsam und schrittweise lockert.

KAPITEL 8

Cannabinoide und spezielle Schmerzerkrankungen

Fibromyalgie[110]

Das Fibromyalgie-Syndrom ist gekennzeichnet von chronischen Schmerzen in mehreren Körperregionen und starker Müdigkeit. In der Orthopädie nannte man es auch »widespread pain« (ausgebreiteter Schmerz).

Die Leiden der Betroffenen sind oft enorm. Infolge von Schmerzen, Schlaflosigkeit und sozialem Rückzug kann der Alltag häufig nicht mehr bewältigt werden. Fibromyalgie wurde bereits vor über 110 Jahren zum ersten Mal medizinisch beschrieben. Es ist ein Krankheitsbild mit vielen Gesichtern, und es gibt eine Vielzahl von Theorien und Mechanismen, die wohl allesamt eine gewisse Bedeutung für die Entstehung und Aufrechterhaltung dieser Erkrankung haben: kindliche Traumatisierung, ständige Überforderung, eine Abfolge von biographischen Stressfaktoren, die Disposition zu einer rheumatischen Erkrankung, Bewegungsmangel, Schlafstörungen,

Ängste oder Depressionen können die Krankheit begünstigen oder Auslöser sein. Die Ursachen sind bis heute aber nicht restlos geklärt. Viel zu komplex sind die individuellen Geschichten und Verläufe, um von einer einheitlichen Krankheit sprechen zu können.

Fibromyalgie-Patienten seriös zu behandeln, ist jedenfalls nicht einfach. Es hat sich herausgestellt, dass multimodale Therapien mit einem ganzheitlichen Ansatz am wirksamsten sind. Die bloße Verabreichung von Schmerztabletten ist wenig hilfreich. Ein großes Problem der Fibromyalgie ist die exakte Diagnose, für die viel ärztliche Erfahrung nötig ist. Weder beim im Röntgen noch im MRT oder Labor sind charakteristische Veränderungen sichtbar. Somit hat der Patient eigentlich »nichts«. Er wird daher häufig nicht ernst genommen oder gar als psychisch krank abgestempelt. Oft vergehen viele Jahre bis zur Diagnose.

Die meisten Fälle von Fibromyalgie sind von Anfang an von Ganzkörperschmerzen bestimmt. Manchmal etabliert sich zu Beginn auch ein Kreuz- oder Nackenschmerz, der sich dann übergreifend auf den gesamten Bewegungsapparat ausdehnt. Das wird anfangs häufig als harmlos eingeschätzt, die Betroffenen suchen zunächst keinen Ausweg aus der Misere. Vielfach fehlen auch die persönlichen Ressourcen wie Aufmerksamkeit, Achtsamkeit, Reflexion und Selbstwirksamkeit, und recht häufig konnten diese Fibromyalgie-Patienten schon in ihrer Kindheit keinen resilienten Umgang mit sich erlernen. Oft wurde den späteren Patienten als Kind viel Leistung abgefordert; nur über Leistung konnten sie den eigenen Selbstwert in einer Gruppe definieren. Häufig findet man unter Fibromyalgie-Patienten auch Traumatisierungsopfer im Kindes- und Jugendalter.

Wenn diese Patienten zum Arzt kommen, haben sie meist bereits Jahre oder Jahrzehnte der Schmerzen hinter sich. Es ist für sie nicht leicht anzunehmen, dass ein kompletter Ausstieg aus so einer Erkrankung nicht möglich ist. Was jedoch immer gelingen kann, ist eine Verbesserung der Lebensqualität. Damit verliert der so quälende Schmerz mehr und mehr an Bedeutung. Gesteigerte Aktivität und verstärkte soziale Interaktion bringen wieder Freude ins Leben und mindern den Leidensdruck. Die Körper-Geist-Achse[111] (beim Schmerzgesunden bedeutet Wohlbefinden auch gleichzeitig Schmerzfreiheit – dieser Zustand ist für Fibromyalgie-Patienten nicht wirklich erreichbar) bleibt jedoch auch weiterhin gestört. Zeiten der Schmerzarmut und auch der Lebensfreude wechseln sich oft ab mit Rückschlägen in Belastungssituationen.

So ist es von großer Bedeutung, als Arzt immer wieder einbezogen zu werden, um negative Entwicklungen stoppen zu können. Wichtig sind vor allem soziale Interventionen bei Konflikten in der Familie und am Arbeitsplatz, ebenso wie Kur- und Reha-Aufenthalte oder frühzeitige Pensionierungen. Denn die für Außenstehende schwer verständliche Schmerzerkrankung führt nicht selten zu häufigem Krankenstand, zu Mobbing am Arbeitsplatz und im letzten Schritt zur Arbeitsunfähigkeit.

Wenn es gelingt, den Patienten lange Zeit stabil aufwärtszuführen, sind auch wieder unbeschwerte Momente möglich;

der Schmerz kann dann weit weggeschoben werden – er ist zwar da, aber man hadert nicht mehr mit ihm! Einfühlsame Lebenspartner, neue Hobbys oder Haustiere können dabei sehr unterstützen. Negative Lebensphasen können auch durch besonders positive Phasen, durch schöne, eindrucksvolle und bedeutende Ereignisse »überschrieben« werden. So ist es zum Beispiel einer meiner Patientinnen gelungen, nach primärer Traumatisierung und Überforderung als junge Erwachsene mit Kindern und alkoholkrankem Mann, ihre Fibromyalgie noch Mitte 50 in den Griff zu bekommen. Neben der medizinischen Unterstützung waren ein neuer liebevoller Partner, die Pensionierung und viel Bewegung wie Bergwandern von großem Nutzen. Auch die freudvolle Aufgabe als Oma im Umgang mit ihren Enkeln war Balsam für ihre schmerzzerfurchte Seele.

Leider verlaufen nicht alle Fibromyalgie-Therapien erfolgreich. Was aber können der Betroffene und der Arzt oder Therapeut wirklich tun, wenn nichts weitergeht? Meiner Erfahrung nach schwelen in den ganz schwierigen Fällen oft andere, noch nicht erkannte und zum Teil seltene Erkrankungen im Hintergrund. Möglicherweise liegt ein axialer Befall der Wirbelsäule durch Rheuma vor, oder eine Psoriasis-Arthritis (Schuppenflechte mit Gelenkentzündung), ohne dass die Erkrankung an der Haut oder im Labor nachgewiesen werden kann. Oder der Patient leidet am sehr seltenen Schnitzler-Syndrom, bei dem ein Hautausschlag der alleinige Hinweis auf ein Rheumaleiden sein kann. Nur einer von 675.000 Menschen leidet daran. Ebenfalls möglich wäre eine Bindegewebsschwäche, das sogenannte Ehlers-Danlos-Syndrom: Bei diesen Patienten sind Zerrungen der Bänder und Luxation von Gelenken sehr häufig, vor allem in den Händen und Fingern. Regelmäßige Traumen machen den Betroffenen zum chronischen Schmerzpatienten. Sich ständig wiederholende Besuche in Unfallambulanzen mit gestauchten Zehen und luxierten, also verrenkten Fingern deuten auf diese Erkrankung hin, werden aber nur selten als Ausdruck des Ehlers-Danlos-Syndroms erkannt. Denn nur einer von 10.000 Menschen ist von dieser seltenen Erkrankung betroffen.

Cannabinoide spielen für mich bei der Behandlung der Fibromyalgie eine zentrale Rolle. Ihre Wirkung bei dieser Erkrankung ist auch wissenschaftlich bereits gut dokumentiert. Hervorzuheben ist die stabilisierende Wirkung bei körperlichen Aktivitäten. So wird es meist zum ersten Mal seit Langem wieder möglich, längere Spaziergänge zu machen, zu reisen, den Haushalt zu führen oder den Garten zu pflegen.

Chronischer Kopfschmerz, chronische Migräne[112]

Jeder neunte Mensch in Österreich und Deutschland hat regelmäßig Kopfschmerzen. Es gibt eine Vielzahl von Kopfschmerzformen, doch hier beschäftigen wir uns nur mit den jahrelang chronifizierten Kopfschmerzen. Sie sind eingehend abgeklärt, es besteht kein besonderes Gesundheitsrisiko.

Kopfschmerzformen, die gut mit Cannabinoiden behandelt werden können, lassen sich folgendermaßen charakterisieren: Es besteht ein langjähriger Verlauf, die Patienten leiden fast täglich unter Kopfschmerzen und haben auch sonst eine schlechte Lebensqualität. Der Schlaf ist beeinträchtigt, sie leiden an Muskelverspannungen, besonders im Bereich Hinterhaupt und obere Halswirbelsäule, haben Schwindelanfälle mit Übelkeit und Erbrechen. Meist handelt es sich um einen Mehrfachkopfschmerz mit zusätzlicher Schmerztabletteneinnahme. Diese Tabletten wirken wie ein Stöpsel auf einem überhitzten Druckkochtopf. Der Anfall wird zwar gestoppt, aber der Kochtopf bleibt heiß und unter Druck. In der Vorgeschichte gibt es nicht selten eine Migräneerkrankung über längere Zeit, deren Attacken zugenommen haben. Gegen den hinzugekommenen Spannungskopfschmerz hat der Betroffene dann Mischpulver eingenommen und einen Schmerzmittelgebrauch-Kopfschmerz entwickelt.

Typischerweise kommen die Betroffenen aus Berufsgruppen, in denen Perfektionismus, Durchhaltevermögen und Fehlerfreiheit gefragt sind, wie bei Bilanzbuchhaltern oder Chefsekretärinnen. All das kann unser Körper nur bedingt kompensieren. »Kopfschmerz kommt vom Denken«, sagen die Chinesen, womit sie recht haben dürften. Denn sobald man mithilfe der Cannabinoide den Kochtopf von der Platte nimmt oder zumindest von Stufe 6 zurückschaltet, hört er auf zu pfeifen. Vor allem Mischpulver aus Aspirin, Paracetamol und Coffein müssen dringend abgesetzt werden. Dann kann eine ausgewogene Resilienz-Therapie beginnen. Dabei steht nicht die

Therapie des Anfalls im Mittelpunkt, sondern die Therapie im Intervall, also zwischen den Kopfschmerzanfällen. Viele Patienten sind der Meinung, dass es ausreichen müsste, in den Anfällen spezielle oder allgemein wirksame Medikamente zu nehmen. Doch genau durch dieses Verhalten ist die Chronifizierung kaum mehr aufzuhalten. Erholsamer Schlaf, tiefe Entspannung, sanfte und regelmäßige Bewegung sowie wohlwollende Kommunikation sind dagegen wichtige Bestandteile einer modulierenden Therapie im Intervall, also in jenem Zeitraum der Behandlung, der zwischen den Anfällen liegt. Medikamente wie Triptane bei Migräne können zwar auch bei schwer chronifizierten Kopfschmerzen helfen, aber sie führen oft zu keiner langfristigen Deeskalation. Die Lösung liegt in einer Veränderung des Alltags: mehr Ruhezeiten, weniger Perfektionismus. Wir alle haben es gerne schön zu Hause, möchten unsere Arbeit genau und zeitgerecht erledigen, dazu noch Kinder, Enkel und Partner verwöhnen. Doch genau das alles unter einen Hut bringen zu wollen führt nicht selten in den Schmerz.

Cannabinoide alleine können einen chronischen Kopfschmerz nicht auflösen, aber sie begünstigen die Heilung: Ein reduziertes Suchtverhalten nach Mischpulvern, ein verbesserter Schlaf, mehr Bewegung wird möglich, die Muskeln können entspannen, Entzündungen werden gehemmt. Vor allem die sanft entzündungshemmende Wirkung der Cannabinoide auf die Mikroglia, die Immunpolizei im zentralen Nervensystem, das über den Gesundheitszustand unseres Gehirns wacht, hilft, die Migränebereitschaft zu reduzieren. Viele kommen dadurch heraus aus ihrem Vermeidungsverhalten.

Neuropathische Schmerzen

Neuropathische Schmerzen entstehen durch Nervenwurzel-
entzündungen oder durch Kompression der Nerven bei Bandscheibenschäden, in Narben oder nach Unfällen. Dabei
kommt es zu einer Umgestaltung der Schmerzwahrnehmung
im gesamten Nerv, im Rückenmark und im zentralen Nervensystem. Es entsteht, vereinfacht gesagt, eine Schmerzautobahn. Die Schmerzabwehr wird vermindert oder fehlt irgendwann fast vollständig. Diese Umgestaltung nimmt Wochen bis
Monate in Anspruch. Vergehen mehrere Jahre, ist der Prozess
weitgehend irreversibel. Kann man zu Beginn durch geschick-
te Interventionen die Sache noch beruhigen, bleibt einem später vor allem die Schmerzmodulation mittels Geräten und
Medikamenten. Speziell bei multipler Sklerose (MS), die zu
den neuropathischen Schmerzerkrankungen gehört, sind
Nervenschmerzen ganz fürchterlich und verhindern ausreichend Schlaf durch ständiges »Ameisenlaufen« sowie die
Mobilität des Patienten. Große Studien[113] mit über 600 Patienten konnten die positive Wirkung von Cannabinoiden auf
Schmerz, Beweglichkeit und Spastizität, also Krämpfe, bei
MS-Patienten bestätigen.

Neuropathische Schmerzen stören vor allem auch den
Nachtschlaf. Regeneration ist dann kaum noch möglich, der
Betroffene wird zunehmend erschöpfter. In der Folge nimmt
die Lebensqualität stark ab. Cannabinoide können in diesem
Zusammenhang zwar keine Monotherapie (alleinige Thera-
pie) sein, die Kombination mit Antiepileptika-Präparaten

wirkt jedoch sehr gut. Sie verzögern die Schmerzaktivitäten auf der Schmerzautobahn Richtung zentrales Nervensystem. Die Schmerzen sind dann zwar noch da, aber sie belasten nicht mehr so sehr. Der Schlaf kommt zurück, der Patient erwacht erfrischt.

Degenerative Gelenks- und Wirbelsäulenerkrankungen

Unsere Lebenserwartung steigt immer weiter an – in der Folge kommt ein Großteil von uns in ein Alter, in dem schwere degenerative Erkrankungen des Bewegungsapparates üblich sind. Diese Erkrankungen beginnen mit Entzündungen der Gelenke und der Wirbelsäule, gefolgt von Bewegungseinschränkungen und Schmerzen. Diese Einschränkungen haben Auswirkungen auf alle Lebensbereiche: eventuell vorhandener Job, Arbeit in Haus und Garten, Freizeitaktivtäten oder Zeit mit der Familie. Die Lebensqualität nimmt dadurch natürlich in zunehmendem Maße ab, und viele Menschen betrauern, geliebte Dinge bleiben lassen zu müssen: Skifahren, Tennis oder Gartenarbeit fallen zunehmend schwer, längere Autofahrten, Museums- oder Theaterbesuche werden zur Qual. Können Antirheumatika und lokale Infiltrationen, Akupunktur und Heilgymnastik keine stabile schmerzarme Situation herstellen, dann kann auch in diesen Fällen bei fehlender Kontraindikation eine Therapie mit Cannabinoiden versucht werden. Vor allem langjährig verschleppte Fälle sind einen Versuch wert. Je länger der Leidensweg, desto eher können Can-nabinoide helfen.

Posttraumatische Belastungsstörung[114]

Bei vielen Schmerzerkrankungen spielen traumatische Lebensepisoden oder Ereignisse eine große Rolle. Der Grund dafür ist einfach: Unser Unterbewusstsein speichert Katastrophen, Schmach, Ohnmacht, Angst und Trauma ab. Die Verunsicherung bleibt. Unbewusst suchen wir dann ständig nach Stabilität und Sicherheit, was über längere Zeiträume sehr anstrengend und erschöpfend ist. Der Körper kann dabei nie vollständig zur Ruhe kommen, und bei nur geringsten Erinnerungen an die schlimmen Ereignisse fährt der Organismus auf maximale Alarmbereitschaft hoch. Das ist nicht nur für den Einzelnen problematisch, sondern auch für sein soziales Umfeld. Denn neben körperlichen Reaktionen wie Schweißausbrüche, Herzrasen, Beklemmung oder Panik reagieren Betroffene oft mit Aggression. Ein entspannter Umgang wird schwierig bis unmöglich.

Viele chronische Schmerzpatienten haben meiner Einschätzung nach Traumatisierungen erlebt. Meist dauert es Jahre, bis die chronische Schmerzerkrankung damit in Verbindung gebracht und analysiert wird.

Auch bei Traumatisierungen spielt das cannabinoide System eine Rolle. Vor allem bei der Kontrolle von vegetativen Überreaktionen ist ein funktionierendes System von großer

Bedeutung. Tritt das Großhirn bei traumatischen Erfahrungen oder Flashbacks (unkontrolliertes Wiedererleben eines Traumas) in den Hintergrund, bricht das limbische System mitsamt seinen Ängsten und Aggressionen durch – für die Betroffenen meist nicht zu beherrschen, vor allem nicht nachts, wenn sie nach einem Alptraum schweißgebadet erwachen. Viele Traumatisierte sind in ständige Aggressionen gegen sich selbst verstrickt.

Psychologische Interventionen sowie der Einsatz von Cannabinoiden können in diesen Fällen helfen. Durch bestimmte psychologische Techniken wie Hypnose oder Eye Movement Integration ist es für Betroffene möglich, Traumata aufzuarbeiten, ohne dabei überschwemmt zu werden. Dadurch kann das Trauma neu im Gehirn abgespeichert werden. Es bleibt zwar in Erinnerung, kommt aber nicht mehr unkontrolliert aus dem Unterbewusstsein. Die Erinnerung ist zwar da, führt aber zu keiner heftigen Gemütsbewegung mehr.

Damit wir nicht alles Belastende auf ewig mit uns durchs Leben tragen, ist es wichtig, Altes immer wieder bewusst zu bearbeiten, am besten mit einem Psychologen, Coach oder einer empathischen Bezugsperson. Das führt schlussendlich zu einer verbesserten Lebensqualität.

Osteoporose

Eigentlich sollte heute keiner mehr an dieser Erkrankung leiden müssen. Ein rechtzeitiges Screening mit Knochendichtemessung, Laboruntersuchung und Röntgen sowie vorheriger Anamnese (Befragung) auf Risikofaktoren können meistens im Vorfeld schützen. In unseren Breiten ist vor allem ein Vitamin-D-Mangel Auslöser und recht häufig. Im Labor kann er im Blut leicht gefunden und danach gezielt mit Tropfen oder Kapseln behandelt werden. Als ersten Schritt empfehle ich eine vierfache Dosierung: 60.000 bis 80.000 IE für drei bis sechs Wochen, je nach Ausgangswert zum Auffüllen der Speicher, danach 15.000 bis 20.000 IE Vitamin D wöchentlich. Das entspricht etwa 1,5 Sonnentagen pro Woche.

Leider wird Osteoporose-Prävention mit Vitamin D oft vernachlässigt und nicht ernst genommen. Beim Bruch des ersten Wirbels, vielleicht bei einem Sturz, denkt noch niemand an Osteoporose. Dann folgt der zweite und alsbald der dritte Wirbelkörpereinbruch, eine Verkippung der Wirbelsäule, also ein Knick, entsteht. Die Knochen werden immer weniger belastbar. Folge ist ein Leben in ständiger Abhängigkeit, Aktivitäten sind kaum noch möglich. Dabei wäre eine Therapie gleich zu Anfang so einfach gewesen.

In fortgeschrittenen Fällen treten multiple Wirbelkörperfrakturen auf, was den Verlust der Stabilität des Achsenskelettes zur Folge hat. Dieses Leiden ist nicht wirklich behebbar. Viele Patienten verzweifeln unter diesen Umständen, wenn sie nur unzulängliche Beratung und Betreuung erfahren. Kein

Medikament wirkt – außer vielleicht Cannabinoide. Dadurch wird es zumindest möglich, sich gedanklich zu distanzieren und Abstand zu Katastrophen-Gedanken zu nehmen. Es ist ein Ansatz, um von oft exorbitantem Medikamentenkonsum wegzukommen. Als Add-on-Anwendung (zusätzliche Gabe) sind Cannabinoide bei Osteoporose also durchaus hilfreich.

Chronische Blasenentzündung

Eine Cystitis ist eine Infektion im Blasenbereich, die durch Bakterien verursacht wird. Eine *chronische* Blasenentzündung (interstitielle Cystitis, IC) kann auch ohne Bakterien weiter bestehen bleiben. Psychosoziale Auslöser und Traumatisierungen im Jugendalter sind bei den Patientinnen nicht unüblich (ähnlich Fibromyalgie). Wissenschaftler konnten in der Muskel- und der Schleimhautschicht der Blasenwand Betroffener Cannabinoid-Rezeptoren nachweisen, die dort als Reaktion auf die chronische Entzündung gebildet werden.

Diese Erkrankung ist zwar selten, führt bei den betroffenen Frauen aber zu großen Qualen. Die Blase nimmt im Krankheitsverlauf immer mehr an Volumen ab. Dadurch steigen der Harndrang und die Notwendigkeit, eine Toilette aufzusuchen. Viele Patientinnen können ihrem Alltag nicht mehr nachgehen, da sich alle Wege an Toilettenanlagen orientieren. Nachweislich an IC erkrankte Frauen erhalten einen europaweit passenden Toilettenschlüssel für öffentliche WCs, um auch zu Sperrzeiten dem Drang nachgeben zu können.

Ich selbst behandle eine junge Dame mit IC, die durch Einnahme von Cannabinoiden eine deutliche Verbesserung des Blasenvolumens erreichen konnte. Leider ist der Einsatz von Cannabinoiden bei IC keine Wunderwaffe; bei meiner Patientin sind auch andere urologische Behandlungstechniken zur Anwendung gekommen. Die Erkrankungsverläufe bei IC sind allgemein sehr unterschiedlich und oft mit anderen Schmerzerkrankungen kombiniert. Bei manchen Fällen werden elektrische Blasenstimulatoren eingebaut, bei einigen endet die Krankengeschichte sogar mit der chirurgischen Entfernung der Blase. Somit sollte der Ultima-Ratio-Einsatz von Cannabinoiden in diesem Zusammenhang angedacht werden. Ultima Ratio bedeutet hier, dass man das Medikament nur im äußersten Notfall, wenn nichts mehr hilft, einsetzt.

Reizdarm

Der Reizdarm, auch Colon irritabile genannt, ist in der westlichen Welt weit verbreitet. Die Zahl an Neuerkrankungen in den Industrieländern liegt bei bis zu 20 Prozent. Mehrheitlich sind Frauen betroffen.

Typische Symptome sind Bauchschmerzen, unregelmäßiger Stuhl, Durchfall und Verstopfung. Bei Reizdarm tritt häufig die für chronische Schmerzpatienten typische zentrale Verarbeitungsstörung auf: eine zentrale Sensibilisierung inklusive Ausbildung des Schmerzgedächtnisses; zudem ist der Darm durch entzündliche Veränderungen gestört.

Über die Rezeptoren CB1, CB2 und GPR 55 wirken Cannabinoide regulierend auf den Darm. Sie wirken sowohl auf die Entzündung (Mastzellenausschüttung) als auch auf die Beweglichkeit des Darms. Der Schmerz nimmt ab. Ich kann mich an einen Studenten erinnern, der wegen dieser Erkrankung pausieren musste. Die ständigen Darmkrämpfe und Durchfälle machten den Besuch der Vorlesungen und vor allem der noch viel aufregenderen Prüfungen unmöglich. Schlussendlich brachte der Einsatz von Cannabinoiden die Wende. Seine Gesundheit besserte sich und er konnte sein Studium fortsetzen.

Auch bei Colitis ulcerosa (chronische Entzündung des Dickdarms) und Morbus Crohn (chronische Darmentzündung) wurden Cannabinoide erfolgreich getestet.[115] Große Studien fehlen jedoch im Moment noch.

KAPITEL 9

Fragen und Antworten

Wie schnell tritt die gewünschte Wirkung der Cannabinoide ein?

Der Wirkungseintritt ist abhängig von der Art der Medikamentengabe. Die Anflutung, also Verteilung im Körper, liegt zwischen 30 Minuten und einer Stunde bei Dronabinol und zwei bis drei Stunden bei Canemes. Die Dauer der Wirkung liegt bei sechs Stunden bei Dronabinol und 24 Stunden bei Canemes. Beide Medikamente sorgen für stabile Spiegel im Körper.

Schmerzmedikamente, die anders als Cannabinoide sehr schnell an- und abfluten, haben den Nachteil einer ständigen Instabilität. Dauerhafte Schmerzlinderung oder ein erholsamer Schlaf sind dann schwer möglich. Cannabinoide fluten dagegen nur langsam an. Ist ihre Wirkung nach der Anflutung stabil, kann der Patient sich langsam darauf einstellen. Müdigkeit und Schlafbedürfnis werden spürbar, die Muskeln entspannen sich, der Appetit wird angeregt.

Lässt die Wirkung nach ein bis zwei Tagen so stark nach, dass sie nicht mehr spürbar ist, wird die Dosis erhöht. Bei Dronabinol sind durch die Tropfen Sprünge um 0,83 mg möglich. Drei Tropfen entsprechen 2,5 mg. Man beginnt meist mit dreimal einem Tropfen und steigert dann einmal auf 3/3/3, also auf 7,5 mg am Tag. Bei Canemes packen wir (unsere Apotheke) 0,25 mg- und 0,5 mg-Kapseln ab (im Original werden 1,0 mg Kapseln geliefert – diese Dosierung ist meiner Ansicht nach viel zu hoch und kann zu Kreislaufproblemen, Blutdruckabfällen bis hin zum Kollaps führen).

Welche Folgen hat die positive Wirkung der Cannabinoide, physisch wie psychisch?

Bis eine merkliche Schmerzreduktion eintritt, dauert es meist einige Tage oder Wochen. Denn Schmerzminderung tritt oft erst dann ein, wenn wieder ein regelmäßiger und regenerativer Schlaf möglich ist. Zudem müssen sich die chronischen Muskelverspannungen lösen, um freudvollen Bewegungen Raum zu geben. Es reicht nicht, nur das Medikament zu schlucken; wichtig ist auch, sein Schneckenhaus zu verlassen und wieder aktiv am Leben teilzunehmen. Wer nicht aktiv wird, Unternehmungen startet und Menschen trifft, also aus seiner Schmerzisolation herauskommt, wird von der Wirkung des Präparates weniger mitbekommen. Mit Cannabinoiden lassen sich die Belastungen des Alltags wieder ganz neu erleben und bewältigen.

Konfrontation mit dem Leben und seinen Herausforderungen ist also sinnvoll und notwendig. Für die Patienten wird das möglich, weil sie durch das Präparat geschützt sind. So können sie Schritte aus der sozialen Isolation tun. Auch die soziale Kompetenz, im Konflikt ruhig und entspannt zu bleiben, wird erst durch regelmäßige Konfrontationen wieder geschult. Wer Konflikten aus dem Weg geht, wird trotz der Cannabinoide nichts dazulernen. Dabei ist gerade das »Relearning« unter Cannabinoiden entscheidend auf dem Weg zurück in ein normales Leben.

Auch körperliche Bewegung ist wichtig. Erst wenn Bewegung intensiviert wird, fällt unter Cannabinoiden auf, dass der Schmerz nicht so massiv steigt, wie er es sonst tun würde. Dadurch entsteht wieder Lust an der Bewegung, Lust an der Unternehmung.

Wie lange dauern mögliche Nebenwirkungen wie Kopfschmerzen und Mundtrockenheit an?

Es kommt nur selten vor, dass Patienten Cannabinoide schlecht vertragen. Responder, also jene, die von der Einnahme der Cannabinoide besonders profitieren, haben meist ganz wenige Nebenwirkungen. Einige Patienten klagen nach der Einnahme über einen trockenen Mund oder metallischen Geschmack, über Müdigkeit, oder sie sind verwirrt und benommen. Die Nebenwirkungen dauern meist einige Tage an. Zeigt sich danach keine Besserung, so kann von einem Non-Responder

(Personen, die auf Cannabinoide nicht ansprechen) ausgegangen werden.

Treten Nebenwirkungen auf, brechen die Betroffenen die Therapie häufig ab. Es ist jedoch entscheidend, bei ersten Nebenwirkungen nicht gleich aufzugeben. Wer nach wenigen Tagen abbricht, wird nie erfahren, ob er Responder oder Non-Responder ist. Ein zu rascher Abbruch von Therapieversuchen ist für Schmerzpatienten und Schmerztherapeuten generell ein großes Problem, da solche Patienten dann davon ausgehen, dass eine Methode nicht geholfen hat, ohne die Therapie wirklich ausgelotet zu haben. Meist fehlt die nötige Dauer der Medikation (einige Wochen bis Monate), es fehlt die notwendige Dosissteigerung oder die Dosierung wurde zu hoch gewählt. Generell sollte man mit niederer Dosierung starten und nur langsam steigern.

Machen Cannabinoide müde und langsam?

Innere Ruhe und eine gewisse Müdigkeit zählen zu den *normalen* Wirkungen von Cannabinoiden und sind keine Nebenwirkungen. Die beruhigende Wirkung ist für viele Patienten leider ein Abbruchkriterium. Meiner Meinung nach wird hier der massive gesellschaftliche Druck sichtbar, der auf uns allen lastet und der nur Leistung und Durchhalten kennt bis hin zur Selbstaufgabe – scheinbar ein notwendiges Übel unserer modernen Arbeitswelt. Ein Arzt oder Therapeut darf alles zur Leistungssteigerung seiner Patienten unternehmen; sobald der Leistungsanspruch aber gebremst oder gar gestoppt werden soll, um den Kranken zu entlasten, wird das von den Betroffenen meist abgelehnt. Als Arzt komme ich so oft in eine Situation, in der ich nicht viel tun kann und die Patienten ihrem scheinbar unausweichlichen Schicksal überlassen muss.

Wenn man Cannabinoide nach einer gewissen Zeit absetzt, weil es einem wieder besser geht – kommen die alten Probleme dann zurück?

Cannabinoide verlassen unseren Körper nicht auf einen Schlag. Sie werden im Fettgewebe gespeichert, wodurch die Wirkung langsam und ohne Entzugserscheinungen abklingt. Vielen Patienten gelingt es so, Wochen und Monate oder auch dauerhaft auf Cannabinoide zu verzichten und trotzdem stabil zu bleiben. Andere tun sich nicht so leicht (das hängt auch von der Art der Schmerzerkrankung ab) und benötigen nach einer gewissen Zeit wieder die Zufuhr des Cannabinoids, weil es ihnen schlechter geht. Aber dieses Schlechtergehen ist kein Entzug, sondern das Zurückfallen in den alten Modus.

Sicherlich ist es so, dass durch den Schutz der Cannabinoide beim Responder eine höhere Lebensqualität Einzug hält. Aber das Leben besteht nicht nur aus einem geschützten Bereich. Man sollte sich durchaus wieder Belastungssituationen auch ohne Medikament stellen, um zu testen, wie es einem dabei geht.

Endet die Einnahme, weil die Kapseln oder Tropfen ausgegangen sind und nicht rechtzeitig für Nachschub gesorgt wurde, bemerken die meisten Patienten, dass sie in der Zeit der
Einnahme etwas Entscheidendes gelernt haben: Ruhe und Gelassenheit sind wichtige Parameter, die sie nun wiedererlangt
haben. Und nicht wenige stellen fest, dass es ihnen durch die
medikamentöse Einstellung nachhaltig besser geht. Dieses
»Relearning« habe ich bei vielen, aber nicht bei allen Patienten
beobachten können.

Wie viele Patienten sprechen auf Cannabinoide an?

Rund 40 Prozent unserer Schmerzpatienten sind Responder
und sprechen somit gut auf Cannabinoide an. Bei schwerwiegenden Schmerzproblemen spricht jeder zweite bis dritte Patient auf Cannabinoide an. Das scheint gegenüber Opiaten,
die 90 Prozent Responder haben, wenig zu sein. Nimmt man
jedoch alle auf Opiate eingestellten Patienten und untersucht
vorhandene Nebenwirkungen und ihre Lebensqualität, wird
klar, dass die Nebenwirkungen beträchtlich sind. Sie reichen
von geistiger und seelischer Beeinträchtigung über Verlust
von Sexualität und Libido, Übelkeit und Erbrechen, über Gewichtsverlust bis hin zu Verstopfung und Subileus (Vorstufe
eines Darmverschlusses). Ohne Abführmittel geht bei vielen
Opiatpatienten nichts mehr.

Gibt man Opiatpatienten zusätzlich Cannabinoide, so sehe
ich häufig, dass viele ihre Opiate reduzieren können, wodurch

auch die Nebenwirkungen zurückgehen. Nebenwirkungen wie Appetitlosigkeit, Übelkeit und Erbrechen treten in der Kombinationsbehandlung erst gar nicht auf. Dieser Cannabinoid-Opiat-Crosstalk (die Kombination dieser Stoffe in der Therapie) ermöglicht eine Optimierung der Schmerzabwehr und eine zügige Regeneration des Patienten.

Wenn man hin und wieder Alkohol trinken möchte, muss oder soll man mit der Einnahme der Cannabinoide aussetzen?

Die Kombination von Alkohol und Cannabinoiden ist nicht besonders sinnvoll. Man sollte beides nicht zeitgleich zu sich nehmen und an Tagen mit größerem Alkoholkonsum mit der Einnahme von Cannabinoiden aussetzen. Alkohol schränkt unsere Koordination ein und macht müde, dasselbe gilt für Cannabinoide. Alkohol entspannt viele Menschen, das tun die Cannabinoide auch.

Die gemeinsame Einnahme von Cannabinoiden mit Alkohol kann Nebenwirkungen wie Herzrhythmusstörungen hervorrufen, auch der Blutdruck kann abfallen – riskante Komplikationen. Beim nicht medizinischen Konsum von gerauchtem Cannabis in Kombination mit viel Alkohol kann es sogar zu ernsthaften Komplikationen kommen, bis zum Aufenthalt auf der Herzintensivstation.

Wenn jemand zu Panikattacken neigt, darf er Cannabinoide nehmen?

Patienten mit Angststörungen sollten vor der Einnahme von Cannabinoiden mit ihrem Psychiater oder Neurologen in Kontakt treten und sich beraten lassen. Dasselbe gilt für die vielen chronischen Schmerzpatienten, die bereits Psychopharmaka einnehmen. Auch die gleichzeitige Gabe von Beruhigungs- und Schlafmitteln sollte genau überdacht und die notwendigen Sicherheitsmaßnahmen (Monitierung, also systematische Beobachtung) ergriffen werden.

Angstzustände durch Cannabinoide können dann ausgelöst werden, wenn zu Beginn der Einnahme zu hohe Dosen verabreicht werden, die schnell anfluten. Ähnliches kann passieren, wenn Cannabis geraucht oder vaporisiert (inhaliert) wird; dann kommt es zu einer 20-mal schnelleren Anflutung mit Rauschzuständen und höherer Toxizität.

Verändert sich durch die Einnahme von Cannabinoiden das Gehirn oder dessen Funktionen?

Durch den suchtartigen, hoch dosierten Missbrauch von gerauchtem Cannabis vor allem im Jugendalter können beträchtliche Schäden ausgelöst werden. Diese Aussage wird auch durch ein Consensus-Papier der österreichischen Psychiater[116] unterstützt. Danach kann der Missbrauch von Cannabis Psychosen auslösen.

Durch die *medizinische* Gabe ist zwar eine Veränderung des Denkens und Fühlens zu verzeichnen, diese Veränderungen sind jedoch reversibel. Non-Responder, die Cannabinoide nach wenigen Wochen absetzen, fühlen sich nicht weiter davon berührt oder beeinflusst. Responder dagegen fühlen sich durch die Medikamente unterstützt, gestärkt und leben stabiler als zuvor. Sie können sie dauerhaft oder im Intervall oder nur in Ausnahmezuständen einnehmen. Fast alle sind froh, eine Hilfestellung für schwierige Zeiten gefunden zu haben.

Wie kommt man an Cannabinoide?

THC-haltige Medikamente kann man nur über ein ärztliches Rezept in Apotheken beziehen.

In Deutschland sind die gesetzlichen Krankenkassen bei diesen Medikamenten innerhalb der zugelassenen Indikationsgebiete zur Kostenübernahme verpflichtet. In Österreich und der Schweiz übernehmen die Kassen je nach Fall die Kosten.

Verordnet der Arzt Cannabisblüten oder -extrakt, muss der Patient sich die Kostenübernahme individuell bei der Krankenkasse genehmigen lassen, in den meisten Fällen jedoch selbst bezahlen.

CBD (Cannabidiol) ist in Österreich in keiner Weise einer Regelung unterzogen (Stand Februar 2019). Diese Substanz wird in Österreich in sogenannten »Hanfläden« als Nahrungsergänzung angeboten. In Deutschland wird CBD über Apotheken vertrieben.

Kann man Cannabinoide im Internet bestellen? Ist das erlaubt oder verboten?

THC darf im Internet nicht bestellt werden, da es unter das Suchtmittelgesetz fällt. Andere Präparate, die Cannabinoide enthalten, können bestellt werden, falls sie in den »Low-THC«-Bereich (Präparate ohne psychoaktive Wirkungen) fallen. Es handelt sich dann um Cannabidiol.

Eignet sich das Rauchen von Cannabis als Schmerztherapie?

Wird die Substanz inhaliert, so tritt die Wirkung in wenigen Minuten ein. Die Menge der Aufnahme ist viel höher als bei Tropfen oder Kapseln. So können bei einem herkömmlichen Joint gut 30 mg THC in kurzer Zeit aufgenommen werden. Das würde bei einem nicht geübten Anwender mit großer Wahrscheinlichkeit zu Intoxikationen (Vergiftungen) führen. Es können Kreislaufprobleme oder eine Tachycardie (Herzrasen) auftreten. Auch der Bewusstseinszustand könnte massiv eingeschränkt werden.

Für mich als Schmerzmediziner ist diese Art der Zufuhr, also das Rauchen von Cannabis, aus mehreren Gründen keine Option: Es ist keine exakte Dosierung möglich, durch die schnelle Anflutung können Nebenwirkungen entstehen, das Suchtpotenzial ist hoch. Für die Schmerztherapie empfehle ich ausschließlich medizinische Kapseln und Tropfen.

Sind medizinische Cannabinoide Drogen? Ist man bei Einnahme solcher Medikamente ein Drogenkonsument, womöglich ein Süchtiger?

Dronabinol (THC) als Medikament ist zwar suchtgiftpflichtig, löst aber keinen Drogenrausch aus, dafür ist die Anflutung zu langsam. Oral zugeführte Cannabinoide können zu einer ganz geringen psychischen Abhängigkeit führen. Da aber keine körperliche Abhängigkeit vorliegt, ist das Absetzen meist ohne Probleme möglich.

Umfragen zeigen, dass über 90 Prozent der österreichischen Bevölkerung Cannabinoide in der Medizin begrüßen, und immer mehr Patienten auch in Deutschland und der Schweiz fordern diese Medikamente ein. In der Öffentlichkeit ist dieses Thema bisher aber kaum ernsthaft diskutiert worden. Vorurteile und Unwissen bestimmen den Diskurs. Das vorliegende Buch soll Interessierten Informationen an die Hand geben und helfen, sich dem Thema vorurteilsfrei zu nähern, ohne voreilig Pro- oder Contra-Positionen einzunehmen.

Wenn man mit Cannabinoiden im Gepäck verreisen möchte, was muss man beachten?

Immer mehr EU-Länder verabschieden Gesetze zur Verwendung von medizinischem Cannabis, doch die Gesetzgebung ist sehr uneinheitlich. Wer aus den Vertragsstaaten des Schengener Abkommens stammt (also Deutsche, Österreicher und

Schweizer), muss eine vom Arzt ausgefüllte Bescheinigung nach Artikel 75 des Schengener Durchführungsübereinkommens mit sich führen, wenn er mit THC in Länder reist, die ebenfalls zum Schengener Abkommen gehören (das sind die meisten europäischen Länder). Gemäß der Betäubungsmittel-Verschreibungsordnung darf dann für die Dauer der Reise eine angemessene Menge als Reisebedarf ein- und ausgeführt werden.

THC-haltige Ware kann in anderen, vor allem außereuropäischen Ländern ein Problem sein. Man sollte vor Reiseantritt überprüfen, ob das verordnete Präparat in das Zielland mitgenommen werden darf. Verlässliche Informationen zu Legalität oder Illegalität und geltenden Einfuhrbestimmungen erhält man am besten an der jeweiligen diplomatischen Vertretung des Ziellandes, also bei der Botschaft, beim Konsulat oder beim Auswärtigen Amt.

Autofahrerclubs in Österreich bieten Vordrucke an, die vom Arzt ausgefüllt und unterschrieben werden können.[117] Die benötigte Menge THC sollte vor Reiseantritt abgestimmt werden und auch aus den vorliegenden Therapieplänen, die mitzuführen sind, abzulesen sein. Bei Flugreisen muss das Medikament zusammen mit der Kopie des Rezepts und der ärztlichen Bescheinigung im Handgepäck mitgeführt werden.

Achtung: In vielen Ländern kann es trotz aller Bescheinigungen zu Problemen kommen. Im Zweifelsfall sollte man THC-haltige Medikamente also besser zu Hause lassen.

TEIL III

Patienten erzählen

SCHMERZEN, IHRE AUSWIRKUNGEN und Therapiemöglichkeiten lassen sich am anschaulichsten beschreiben, indem man Betroffene zu Wort kommen lässt. In diesem Kapitel erzählen 15 Personen, die bei Dr. Pinsger in Behandlung waren oder sind, mit welchen Problemen sie zu kämpfen hatten, was ihnen geholfen hat und was nicht und welche Lehren sie aus ihren schmerzlichen Erfahrungen gezogen haben. Manche von ihnen haben ihre Geschichte selbst formuliert, andere haben mir ihre Erlebnisse erzählt und ich (Thomas Hartl) habe sie aufgeschrieben.

Ein starker Mensch in einem wackeligen Körper

STEFANIE MEIER

Von dieser Frau können wir alle lernen. Jahrzehnte körperlichen Leids konnten sie nicht brechen. Und endlich, nach 30 schmerzvollen Jahren, fand sie medizinische Hilfe. Eine Frau, die Mut macht.

75 Jahre alt ist Stefanie Meier (Name geändert) heute, und trotz ihrer langjährigen, massiven körperlichen Probleme von Osteoporose über Polyarthrose, Arthritis, COPD (Husten, Bronchitis und Atembeschwerden), Atemnot bis zu mehreren Bandscheibenoperationen ist sie keineswegs eine gebrochene Frau. Im Gegenteil. Wenn man ihr zuhört, wie sie von ihrem Leben spricht, möchte man meinen, dass es ihr eigentlich gut geht und dass sie zufrieden und glücklich ist und keine schmerz- und leidgeplagte Seele. Möglicherweise ist sie alles in einem. Was sie jedenfalls *nicht* ist: eine Frau, die mit dem Schicksal hadert, die

sich bemitleidet, die aufgibt. Je länger man mit ihr spricht, desto mehr wird klar – eine starke Frau! Eine Frau, die trotz ihrer schweren Lungenkrankheit mehr Luft zu haben scheint als viele gesunde Menschen. Schnell merkt man: In ihrem schwachen und wackeligen Körper wohnt ein starker Geist. Sie hat sich jene mentale Stärke erarbeitet, die man als chronischer Schmerzpatient braucht, um zu überleben.

Was ist ihr passiert, durch welche Wendung im Leben wurden die Schmerzen ausgelöst? Es begann vor knapp 40 Jahren. Eine triviale Sache: Eine Glühbirne war in ihrer damaligen Wohnung in Wien kaputtgegangen. Die Räume waren hoch, eine Leiter musste her. Sie stieg hinauf, verlor das Gleichgewicht, fiel sehr unglücklich gegen eine Stahlkante. So fing alles an. Ein Moment, der das Leben von Stefanie Meier veränderte. Ihr Leidensweg hatte begonnen. Zunächst kaputte Knochen, dann kamen weitere Erkrankungen hinzu.

Heute, vier Jahrzehnte später, sagt Stefanie Meier: »Man muss es wollen. Man muss leben wollen, trotz allem. Man muss das Beste machen aus seinem Leben.« Trotz kranker Lunge, trotz kaputter Knochen, trotz mehrerer Operationen. Ein Bandscheibenvorfall wurde weggeschnitten, dann der nächste, wieder der nächste, wieder der nächste. Waren es vier oder fünf? Die Lendenwirbelsäule wurde bei dem Sturz schwer verletzt, dann krochen mit den Jahren die Schmerzen hinauf in die Brustwirbelsäule und setzten sich letztendlich in der Halswirbelsäule fest. Dazu Osteoporose, ein gebrochener Brustwirbel, die kaputte Hüfte. Später dann Arthritis in den Händen. Schmerzen hier und dort, 40 Jahre lang.

30 Jahre konnte ihr nichts und niemand die Hilfe geben, die sie gebraucht hätte. Eine Unzahl an Ärzten hatte sie konsultiert, von einem Orthopäden zum nächsten war sie gepilgert. Injektionen, Infiltrationen, Physiotherapie, Wärmetherapie, alles hat sie versucht, nichts hat wirklich geholfen. Die Schmerzen, die ließen sich nicht vertreiben, auch nicht mit starken Medikamenten.

Und dann kam doch noch eine Wendung ins Leben der mittlerweile 65-Jährigen. Es war der 17. Dezember 2007, ein Datum, das sich Stefanie Meier gemerkt hat. Nach rund 30-jähriger Odyssee durch Arztpraxen, allesamt erfolglos und frustrierend, hatte sie nun doch endlich Glück. Sie fand durch eine Freundin in Dr. Pinsger den Arzt ihres Vertrauens. Ein Arzt, der ihr erstmals helfen konnte, indem er ihr Cannabinoide (Nabilon, heute Canemes) verschrieb. Als sie das erste Mal diese Tablette einnahm, wurde ihr schlecht und der Blutdruck sank ab. »Der Körper hat sich aber schnell daran gewöhnt und die Nebenwirkungen sind verflogen. Es wurden die ersten Weihnachten seit dem Unfall vor 30 Jahren ohne Höchstschmerzen.«

Heute nimmt sie das Medikament nur, wenn sie es wirklich braucht. Wenn die Schmerzen im Nacken, in den Schultern, der Wirbelsäule oder in den Hüften besonders stark sind, nur dann greift sie zu den Pillen. »Die nehmen dem Schmerz seine Spitze. Und sie beruhigen die Psyche. Sie motivieren mich, nicht aufzugeben. Als ich Nabilon das erste Mal verschrieben bekommen habe, sagte ich zu meiner Tochter: ›Hilfe, ich bekomme Drogen!‹ Ich war anfangs sehr skeptisch und ängstlich und es hat einige Zeit gedauert, bis ich die erste Tablette tatsächlich genommen habe.« Sie begann mit einer geringen Dosis und stellte fest, dass der vermeintliche Drogenrausch ausblieb. Was dafür in ihr Leben zurückkam, waren der gute Schlaf und eine große Beruhigung.

»Ich konnte damals mein Glück kaum fassen. Ich dachte, das darf doch nicht wahr sein, nach drei Jahrzehnten befreit mich dieser Arzt vom ärgsten Schmerz. Und er hat noch mehr getan. Er hat nicht nur die richtigen Medikamente und deren richtiges Maß gefunden, sondern auch einen Weg, mich persönlich so zu betreuen, wie ich es brauche. Ihm vertraue ich und Vertrauen in einen Arzt ist unbedingt nötig. Dadurch kann man sich öffnen und alles kann besser werden. Hier hatte ich erstmals das Gefühl, verstanden zu werden in meiner Suche nach Hilfe. Ich erkannte, dieser Arzt versteht und akzeptiert meinen Bedarf an körperlicher und seelischer Hilfe. Das ist nicht nur ein Arzt, sondern ein echter Mensch. Diese Kombination gibt es nicht oft. Ich sah, der fertigt mich nicht ab wie eine Ware, sondern behandelt mich als den individuellen Menschen, der ich bin. Endlich bin ich angekommen, dachte ich mir.

Heute kann ich mir kaum vorstellen, ohne ihn zu leben. Er ist nicht nur mein Arzt, längst sind wir auch befreundet. Ich weiß, er ist für mich da, wenn ich ihn brauche. Ich schreibe Gedichte für ihn und lese sie ihm vor. Das ist meine Art, die Schmerzen zu behandeln. Gedichte schreiben. Das motiviert mich und ich kann positiv bleiben. Selbst wenn ich alleine zu Hause bin und wie jetzt im Moment auf einem Wasserrohrbruch sitze, helfen mir Gedichte, fröhlich zu sein und über das Leben zu lachen. Die Basis dieser mentalen Kraft geben mir die Cannabinoide, die das Leben endlich wieder lebenswert machen, selbst dann, wenn es mir nicht gut geht. Sie lassen mich Ruhe finden. Sie brechen den hohen Schmerz und lassen mich runterkommen.« Stefanie Meier spricht dabei nicht resignativ oder leidend, sondern mit Power in der Stimme.

Als ebenso wichtig wie einen guten Arzt und die richtigen Medikamente erachtet Stefanie Meier die eigene Einstellung. »Cannabinoide helfen dir dabei, wieder in die Spur zu kommen, ohne die richtige Einstellung nützt aber auch die beste Medizin nur wenig. Wichtig ist: Man muss unbedingt selbst wollen, dass es einem wieder besser geht. Man darf sich nicht gehen und nicht unterkriegen lassen. Ich lasse es einfach nicht zu, dass mich die Krankheit runterzieht. Das ist eine Arbeit an sich, die ich mir selbst beibringen musste. Eine seelische Aktivität. Die Krankheit darf es nicht schaffen, mich seelisch kaputtzumachen. Der Trick ist, dass man akzeptiert, was ist. Was geschieht, das geschieht. Nicht jammern, sondern annehmen. Sich wehren, verschlimmert den Schmerz bloß. Ich kann nur allen Betroffenen das Gleiche empfehlen: Macht das Beste aus eurem Leben und jammert nicht, dann geht alles leichter.«

Die körperlichen Gebrechen haben es freilich notwendig gemacht, dass Stefanie Meier ihr Leben den Tatsachen angepasst hat. Anstrengende Arbeit geht gar nicht mehr, sie muss sich die Kraft für jeden Handgriff gut einteilen. Kraft bezieht sie auch aus dem Zusammenhalt innerhalb der Familie. »Ich bin eine MaPi. Eine Mami und ein Papi in einer Person. Habe die Kinder weitgehend alleine großgezogen. Sie sind auch heute noch zu 100 Prozent für mich da, ich habe offenbar nicht viel falsch gemacht«, freut sie sich.

Ihr Resümee: »Auch wenn ich nicht wieder gesund werden kann, ist mein Leben lebenswert.« Selbst das Alter macht ihr keine Angst. »75, na und? Falten machen das Gesicht schön, nur Verbitterung macht es hässlich. Wenn man nicht alt werden will, muss man jung sterben, aber das will auch keiner«, sagt sie und lacht.

Es lohnt sich zu kämpfen

BIRGIT HUEMER

Nach einer schweren Krebserkrankung fühlte sich Birgit Huemers Leben wie ein einziger Alptraum an. Sie wurde zum körperlichen und seelischen Wrack. Doch dank der richtigen Therapie ging es wieder aufwärts, selbst die starken Schmerzen gingen drastisch zurück. Heute kann sie jeden guten Augenblick richtig genießen.

Für Birgit Huemer (Name geändert) fühlt es sich wie ein kleines Wunder an, dass sie heute am Leben teilhaben kann, ja, dass sie überhaupt noch am Leben ist. Die Mutter eines Sohnes genießt jeden schmerzarmen Tag, jeden schönen Moment, den er mit sich bringt.

Dass sie sich jemals wieder ihres Lebens würde erfreuen können, das schien ihr damals unmöglich, als alles begann. Damals, das war das letzte Jahr im alten Jahrtausend, Mai 1999, die Zeit, in der sich Birgit Huemers Leben schlagartig änderte. Obwohl sie sich regelmäßig routinemäßig von einem

Gynäkologen untersuchen ließ, wurde sie plötzlich mit einer Krebsdiagnose konfrontiert. Im Unterleib hatte er einen Tumor gefunden. Sofort begann sie eine Chemotherapie, im Januar 2000 wurde sie operiert. »›Regeln Sie Ihre Angelegenheiten‹, hat man mir vor der Operation gesagt. Meine Überlebenschance lag bei zehn Prozent, ich würde also wahrscheinlich nie wieder nach Hause kommen. Mir zog es die Füße unter dem Boden weg«, sagt sie rückblickend.

Birgit Huemer regelte also ihre Angelegenheiten und ging ins Krankenhaus. Zwölf Stunden lag sie auf dem OP-Tisch. Sie musste sich einer sogenannten Wertheim-OP unterziehen. Es handelt sich dabei um einen der umfangreichsten gynäkologischen Eingriffe – für die damals 38-Jährige ein Schock. Dazu traten Komplikationen auf: Nach der Operation kam es zum Darmverschluss. Die gesamte Blase wurde entfernt und ein künstlicher Harnausgang geschaffen. »Als ich auf der Intensivstation aufgewacht bin, war ich erstaunt. Ich hatte eigentlich damit gerechnet, nie mehr aufzuwachen. Dann kamen ärgste Schmerzen. Durch die Morphiumpflaster war ich wie im Delirium, ich war ständig high, aber gegen die Schmerzen haben sie nicht genützt. Zudem war mir ständig furchtbar schlecht.«

Ende Januar 2000 hatte Birgit Huemer diverse Operationen und Behandlungen überstanden. »Doch die argen Schmerzen, die Übelkeit und Schwäche wollten kein Ende nehmen. Ich konnte fast nichts essen und war nervlich und körperlich am Ende. Und das ist nicht nur so dahergesagt. Ich war am Ende. Zu dieser Zeit nahm ich mehrere Schmerzmittel und Morphium in Höchstdosis, was aber keinerlei Besserung brachte.«

Die folgenden Monate fühlten sich wie eine Ewigkeit an. Schmerzen ohne Ende, Übelkeit. Ein Gefühl dominierte dabei: nicht mehr zu können. Sie pilgerte von einem Arzt zum nächsten. Von keinem fühlte sie sich ernst genommen. Ihre Schmerzen seien psychisch bedingt, wurde ihr wiederholt gesagt. In manchen Momenten begann Birgit Huemer an sich zu zweifeln. War sie wirklich bloß psychisch krank? Bildete sie sich ihre Schmerzen nur ein? Doch im Grunde wusste sie, dass sie psychisch gesund war, dass es aber einfach unmöglich ist, »gut drauf« zu sein, wenn man ständig Schmerzen leidet.

Andere Ärzte verschrieben ihr verschiedenste Schmerzmittel, keines wirkte oder ihr wurde noch schlechter davon. Sie konsultierte Neurologen, Internisten, jede Menge Spezialisten; ein jeder sagte ihr etwas anderes. »Ich probierte viele Ärzte aus und brachte diverse Untersuchungen hinter mich. Ohne Erfolg. Ich wog nur mehr 50 Kilo, war ein körperliches und seelisches Wrack ohne Muskeln und Kraft. Ich fragte mich, was so ein Leben noch bringt. Endlose Schmerzen und keiner glaubt dir.«

Die Hoffnung, dass alles wieder gut werden könnte, hatte sie zu diesem Zeitpunkt aufgegeben. Doch es kam anders. Durch Zufall kam Birgit Huemer zu Dr. Pinsger. »Die Wende zum Guten hin. Ich musste lange Zeit wöchentlich zu ihm. Ich bekam viele Spritzen und Akupunktur, Medikamente wurden zusammengestellt. Die Morphiumpflaster setzten wir ab. Der Entzug war furchtbar, ich ging durch die Hölle.«

Dr. Pinsger fragte sie, ob sie im Rahmen einer Studie das Medikament Nabilon (heute Canemes) probieren wolle, sie erklärte sich einverstanden. Nach zirka drei Wochen stellte sich heraus, dass es bergauf ging. Die Übelkeit nahm ab, Birgit Huemer erbrach nicht mehr so oft, sie behielt das Essen bei sich. Und die Schmerzen wurden erträglicher und immer weniger. »Zuvor schmerzte der ganze Körper, so, als ob man alle Nervenbahnen spüren würde. Mit Nabilon wurde ich viel ruhiger, die Nervenschmerzen hörten auf. Die Schmerzen waren plötzlich nicht mehr so intensiv. Sie verschwanden zwar nicht ganz, aber sie wurden um 80 Prozent weniger. Die schneidenden Messer, die ich in mir spürte, waren weg.«

Auch die Antidepressiva, die sie gegen die Schmerzen einnahm, konnte sie absetzen. »Es ging mir körperlich und seelisch besser, die Richtung stimmte. Ich zog mich nicht mehr komplett zurück und konnte wieder einen geregelten Tagesablauf beginnen. Ich konnte sogar mit meiner Familie und mit Freunden Sachen unternehmen und musste nicht länger wie eine Kranke nur im Sessel sitzen. Langsam wurden auch die verschiedenen Medikamente, die ich nehmen musste, weniger. Dann ging ich nur mehr alle zwei Wochen zu Dr. Pinsger. Nabilon, ein- bis zweimal täglich, war mir jahrelang eine sehr große Hilfe. Ich habe jeden Abend eine Tablette genommen und dann gut geschlafen. Zuvor war an einen normalen Schlaf nicht zu denken gewesen, da war ich ständig wie gerädert. Der Körper hat das Medikament gut vertragen. Mit der Zeit konnte ich es reduzieren. Leider zahlt mir die Krankenkasse das Medikament nicht mehr, obwohl es am besten von allen hilft. Ein riesengroßes Glück ist, dass Nabilon ganz im Gegensatz zu Morphium keine Entzugserscheinungen bereitet, so konnte ich problemlos damit aufhören, es regelmäßig zu nehmen.«

Heute nimmt sie nur mehr bei Bedarf eine Tablette. Bis auf ein Opioid konnte sie alle Medikamente absetzen. Alle drei Wochen stehen Infiltration und Akupunktur auf dem Programm.

Den großen Wert des Cannabinoids sieht Birgit Huemer darin, dass es ihr half, ins Leben zurückzukehren. Auf dringendes Anraten ihres Arztes begann sie, sich körperlich regelmäßig zu bewegen. »Ich musste zu trainieren beginnen, worüber ich heute sehr glücklich bin. Dr. Pinsger kann sehr hartnäckig sein und das ist gut so. Walken, schwimmen oder bloß spazieren gehen. Dr. Pinsger hat mich gelehrt, dass ich mich bewegen muss. Das hatte ich zuvor nie getan. Seitdem besuche ich sogar ein Fitnessstudio. Zirkeltraining. Das macht Spaß, man ist unter Menschen und nicht mehr so abgekapselt mit sich allein. Dank Nabilon habe ich mich überhaupt wieder unter Menschen gewagt. Das ging davor gar nicht mehr.«

Auch die Ursache der Schmerzen und der Operationen, den Krebs, den ist sie losgeworden. Freilich ist er in den Gedanken immer noch manchmal da, vor allem, wenn die jährlichen Nachsorgeuntersuchungen ins Haus stehen. »Da bin ich immer noch, auch nach 20 Jahren, sehr nervös. Das Warten auf die Befunde ist aufreibend. Zum Glück habe ich Dr. Pinsger, der beruhigt mich, er kennt mich ja so gut, er hört mir zu, richtet mich seelisch auf. Es ist mehr als ein Lottogewinn, so einen Arzt zu finden. Der richtige Arzt und eine intakte Familie und Freunde, die zu einem halten, das ist das Wichtigste.«

Vor ein paar Jahren wurde Birgit Huemer die Frühpension gewährt. Sie, zu 100 Prozent Invalide, hatte jedoch um die Rente kämpfen müssen. »In der Arbeit wurde ich gemobbt, weil ich ständig Schmerzen hatte und oft krank war. Das hat mich zusätzlich belastet. Der Schritt in die Rente hat mir gesundheitlich sehr gutgetan.«

Ihre Lebenseinstellung und Lebensart haben sich in den letzten Jahren gewandelt. Über Dinge, die sie früher aufregten, kann sie heute nur lächeln. Gesundheit und das Wohl der Familie sind wichtig, alles andere nebensächlich. Wenn sie von ihrem Enkel spricht, geht ihr das Herz auf. Ebenso, wenn sie die Natur genießt, die Blumen, die Spaziergänge mit ihrem Mann. »Ich hetze nicht mehr durch die Welt, genieße jeden guten Augenblick. Das klingt vielleicht langweilig, ist es aber nicht. Das Leben ist durch die neue Sichtweise richtig intensiv geworden.«

Durch die Krankheit und die Schmerzen gingen oberflächliche Freundschaften verloren, die wahren Freunde kristallisierten sich heraus. Sie lernte nach und nach, sich von Menschen, die ihr nicht guttaten und sie stets nur hinunterzogen, zu distanzieren. »Früher habe ich immer nur gearbeitet und anderen geholfen. Ich musste lernen, dass auch ich wichtig bin und auf mich schauen muss. Vor allem musste ich mich überwinden und Hilfe anderer annehmen; das war wirklich schwierig für mich, das war ich nicht gewohnt.«

Birgit Huemers Apell: »Wenn man ganz unten ist, denkt man, es hat alles keinen Sinn. Doch das muss nicht so bleiben, es geht wieder aufwärts. Das Leben kann so schön sein, auch wenn man in schlimmen Lebensphasen daran nicht mehr glauben kann. Was ich sagen möchte: Es lohnt sich zu kämpfen. Wirklich. Man soll sich nicht aufgeben. Ich hoffe sehr, dass ich auch anderen Mut machen kann. Kämpft, Leute, es lohnt sich!«

So dankbar dafür,
nicht mehr hilflos zu sein

ERNI WOLF

Schwere Schicksalsschläge ruinierten die Nerven von Erni Wolf und hinterließen eine angeschlagene Psyche. Chronische Schmerzen waren die Folge. Nach vielen heftigen Jahren geht es ihr heute wieder gut.

Dass große psychische Belastungen zu chronischen Schmerzen führen können, ist eine weithin bekannte Tatsache. Dass es bei Erni Wolf (Name geändert) zu solchen Schmerzen kommen würde, war angesichts ihrer tragischen Familienchronik fast vorherzusehen. »Der Vater meines Vaters hat sich wegen Depressionen umgebracht, ebenso die Großmutter meines Vaters, dann leider auch noch mein Vater und auch weitere Verwandte«, erzählt die heute 68-jährige Pensionistin. Sie war also in einem familiären Umfeld aufgewachsen, das von traurigen Umständen belastet war.

Bei Erni Wolf zeigten sich seit ihrer Kindheit körperliche Beschwerden wie Hautausschläge und Reizdarm. Sie wurden als Folge ihrer belasteten Psyche und schlechter Nerven erklärt, da sich dafür keine körperlichen Ursachen finden ließen. »Die Ärzte sagten mir, dass das alles psychischer Natur sei. Ich glaube das auch, da sich meine sämtlichen Beschwerden zeit meines Lebens immer dann zeigen, wenn ich mich gestresst fühle oder eine schwierige Situation auftaucht.«

Erni Wolfs Ziele im Leben waren stets klar definiert: ein Mann, Kinder und ein Haus. Als Einzelkind wünschte sie sich möglichst viele Kinder. 1973 war sie auf halbem Weg zu ihrem Glück: Sie hatte ihre Liebe gefunden und geheiratet, gut zwei Jahre war die Hochzeit her. Auch das ersehnte Haus war in Arbeit, die Kellerdecke war bereits fertiggestellt. Man saß im Garten zusammen, als ein Ball in den Teich fiel. Ihr Mann wollte ihn herausholen. Als er ins Wasser sprang, setzte sein Herz aus. Er starb.

Erni Wolfs Glück löste sich binnen Sekunden in Luft auf. »Eine enorme psychische Belastung, ein schlimmer Einschnitt, mein Leben hatte eine komplett andere Richtung eingeschlagen«, sagt sie rückblickend auf diese tragischen Augenblicke. Was sollte sie tun? Sie beschloss, gemeinsam mit den Eltern das Haus fertig zu bauen. Eine Zeit großer Mühen und des Verzichts, eine Plagerei. Doch es lohnte sich, da sie ihr Vorhaben zu einem erfolgreichen Ende führen konnte.

Außen am Haus war alles fertig, nur innen gab es noch zu tun. Und wieder schlug das Schicksal zu, der nächste Schock. Der Vater nahm sich das Leben. Vater und Tochter, die immer eine sehr enge Beziehung gehabt hatten; als Kind und auch später fühlte sich Erni Wolf bei ihm geborgen und behütet. Jetzt plötzlich war er weg. »So, als wäre ich mutterseelenalleine auf dieser Welt.« Glücklicherweise hatte sie noch ihre Mutter, und gemeinsam arbeiteten sie weiter: malern, tapezieren und was alles nötig war. Was hätten sie sonst auch tun können? Als das Haus endlich fertig war, war auch Erni Wolf fertig. So hatte sie sich ihr Leben nicht vorgestellt: Alleine, kein Mann, keine Kinder, und jetzt auch noch der Vater tot. »Mein Traum war geplatzt, alles war vorbei.«

Nach dem Tod ihres Mannes konnte sie sich sehr lange nicht dazu entschließen, an eine neue Partnerschaft zu denken. »Das Loslassen liegt mir nicht, das kann ich nicht. So hielt ich an alten Vorstellungen fest, ebenso wie an Dingen. Kein Wunder, dass ich vieles sammelte, alles festzuhalten versuchte, was ich bekommen konnte, und mich von nichts trennen mochte. Heute weiß ich, dass man sich mit dieser Einstellung nur Probleme schafft und sich belastet. Ich begann dann nach und nach damit, mich zu ändern, zumindest versuchte ich es. Es war schwer.« Die Wahrheit war, dass sie Angst hatte, wenn auch nur eine unbestimmte, schwer zu benennende Angst, über die sie kaum nachdachte.

Ein halbes Jahr nach dem Tod ihres Vaters zog ein neuer, ungebetener Gast in ihr Haus ein. Er sollte sich sehr lange niederlassen und einnisten – der Schmerz. Zunächst nur diffus, wanderte er im Körper, zeigt sich mal hier, mal da. Er befiel den Rücken, wechselte in den Kopf, den Magen, den Darm. Der Hausarzt machte viele Untersuchungen, doch er fand nichts, woraus sich eine Diagnose hätte ableiten lassen.

Die Schmerzen hatten eindeutig etwas mit Angst zu tun. »Wenn man Angst hat, verspannt man sich, und das führt zu Schmerzen. Ich probierte verschiedene Schmerzmittel aus, hatte aber auch Angst vor diesen Medikamenten. Jahrelang lebte ich dann in einem verspannt-ängstlichen Zustand mit den Schmerzen. Daraus entwickelten sich massive depressive Zustände, vor allem die schweißgebadeten Nächte waren schlimm. Ich wusste damals nicht, was mit mir los war.«

Das Ganze gipfelte in einem alptraumhaften Erlebnis: »Es war Sommer, die Sonne stand am blauen Himmel, perfektes Wetter, ich war im Garten. Plötzlich denke ich, dass es dunkel wird. Ich schaue mich um, keine Wolken, kein Gewitter, das sich nähert. Dennoch wurde es finster. Ich hatte unheimliche Angst, dachte, jetzt drehe ich durch.« Es war kein heraufziehendes Gewitter, das ihr solche Angst machte, sondern die pure Angst an sich. Möglicherweise erlitt sie zu diesem Zeitpunkt die erste Panikattacke ihres Lebens. Schon die Tage zuvor hatte sie sich unwohl gefühlt, gemeint, krank zu werden. Der Körper schmerzte noch mehr als üblich und sie hatte drei zermürbende, weil schlaflose Nächte hinter sich. »Mein Kreislauf brach zusammen, ich war bleich und dachte: Jetzt bleibt mir das Herz stehen.« Ihr Hausarzt schickte sie in eine Herzambulanz, doch dort gab man Entwarnung, ihr Herz sei völlig in Ordnung.

Immer häufiger tauchte die Vermutung auf, dass ihre Zustände psychisch oder nervlich bedingt sein könnten; und so wurden ihr Antidepressiva verordnet. Der Start war wenig verheißungsvoll. »Nach der ersten Tablette war ich wie in Narkose. Ein Keulenschlag. Am nächsten Tag erlitt ich einen Nervenzusammenbruch, hatte Weinkrämpfe und Schmerzen am ganzen Körper.« Es folgten verschiede Therapien mit Psychopharmaka, welche sich über mehrere Jahre hinzogen. Eines dieser Antidepressiva, das sie gut verträgt, nimmt sie heute noch. Da sie jedoch viele Medikamente nicht vertrug, fühlte sich dieser Weg wie eine Odyssee an, die sie von einem Arzt zum nächsten führte, von einer Therapie zur anderen. Auch Psychotherapie stand auf dem Programm. Sie half ihr, die schlimmen Ereignisse der Vergangenheit in Gesprächen zu verarbeiten. Auch heute noch nimmt sie die Gesprächstherapie begleitend in Anspruch. »Meine Psyche hat sich ein wenig gebessert, aber die Schmerzen im ganzen Körper kamen immer wieder. Jahrelange Migräne, Verspannungen im Nacken, Schmerzen an der Wirbelsäule und im Kreuz.« Immer wieder kamen diese Schübe, vor allem dann, wenn sie eine belastende Situation erlebte.

Zum Jahrtausendwechsel veranlasste Erni Wolf ein Zustand, in dem sie sich kaum noch bewegen konnte und nur schwer Luft bekam, ein Krankenhaus aufzusuchen. Behandelt wurde sie mit einer Spritze, dann empfahl man ihr, einen Orthopäden aufzusuchen. »Ich hörte mich um und mir wurde Dr. Pinsger empfohlen. Er vermutete eine Polymyalgia, also eine entzündliche rheumatische Erkrankung, und der Blutbefund gab ihm recht. Mit Kortison schaffte er es, die Krankheit zum Stillstand zu bringen. Meine Muskelschmerzen gründeten sich aber nicht nur auf die Polymyalgie, sondern vor allem und hauptsächlich auf meine Psyche, und die war immer noch angeschlagen.« 2006 kam es noch dazu zu einer Verschlechterung, als auch ihre Mutter verstarb. »Wir hatten immer eine enge Verbindung und nun war auch diese weg. Es ging mir sehr schlecht, die Schmerzen kamen mit aller Wucht. Spannungsschmerzen, Schmerzen im Magen, Reizdarm, Herz-Kreislauf-Probleme.«

Ein Jahr später, am ersten Jahrestag des Todes ihrer Mutter, spürte sie in der Arbeit plötzlich heftige Herzschmerzen und dachte an einen Herzinfarkt. Im Krankenhaus gab man nach einigen Untersuchungen Entwarnung. Kein Infarkt, es musste wohl an der Psyche liegen. Auf der psychosomatischen Station erwähnte zum ersten Mal ein Arzt das Wort »Panikattacke«. Erni Wolf musste lernen, wie man mit solchen Attacken umgeht, denn sie überfielen sie auch in den Folgejahren immer wieder. »Panik, sterben zu müssen, Schwindel, Übelkeit und natürlich jede Menge Schmerzen, wirklich grauslich«, beschreibt sie diesen Zustand.

Als sie wieder einmal bei Dr. Pinsger zu einer Infiltration war, empfahl er ihr Nabilon (heute Canemes) in niedriger Dosierung. »Er erklärte mir, was das ist und wie es wirkt. Na gut, sagte ich mir, dann nehme ich es halt. Ich war aber skeptisch. Ich bin aus einer älteren Generation, das Wort Cannabis wirkt bei uns abschreckend, man denkt gleich an Haschisch. Ich habe mich dann aber entschieden, es zu probieren. Denn ich vertraue meinem Arzt voll und ganz. Er hat eine besondere Art, mit Patienten umzugehen. So, als wäre man sein einziger Patient. Er beschäftigt sich mit DIR, und zwar eingehend. Bei ihm ist man nicht irgendwer.«

Erni Wolf sollte ihren Schritt nicht bereuen. »Die Wirkung war hervorragend. Die Schmerzen waren kaum mehr fühlbar, sondern nur mehr leicht im Hintergrund. Sofort habe ich mich leichter, richtiggehend erleichtert gefühlt. Der Kopf wurde freier, ich konnte wieder klar denken. Ich war nicht mehr im Schmerz gefangen, es war so, als fiele alles Schwere von mir ab. Es war so eine gute Erfahrung, einfach unglaublich.« Ihre Lebensqualität sollte von nun an wesentlich besser werden, alles war nun leichter zu bewältigen und vieles zu schaffen, was schon verloren schien.

Erni Wolf nimmt die Cannabinoide nun seit mehreren Jahren, jedoch nur bei Bedarf, wenn sie es für angebracht hält. Das kann zweimal in der Woche sein oder auch einmal einen Monat gar nicht. Im Winter nimmt sie mehr, im Sommer braucht sie es fast gar nicht. Auch heute noch beurteilt sie die Wirkung wie zu Beginn: »Der Psyche, also mir, geht es nun viel besser. Auch die schmerzhaften Muskelverspannungen sind weg. Die Muskeln lockern sich, sind nicht mehr verkrampft. Nebenwirkungen gibt es überhaupt keine. Ich bin weder schwindelig noch sonst etwas. Ich kann es auch tagsüber nehmen und habe dabei keinerlei Probleme. Ich werde sofort angenehm ruhig, die aufgewühlte Unruhe verfliegt sehr schnell. Ich stehe dann über den Dingen, freilich ohne in irgendeiner Weise berauscht oder high zu sein. Alle diese tollen Wirkungen haben sich mit der ersten Tablette eingestellt und nicht erst nach langer Einnahmezeit. Und die Wirkung hat bis heute nicht nachgelassen.«

Ihre Botschaft an Schmerzpatienten: »Wenn ich zurückblicke auf mein Leben, muss ich sagen: Nicht aufgeben! Auch wenn es einem gerade sehr schlecht geht und man kaum noch auf Besserung zu hoffen wagt, sollte man wissen, dass alles wieder gut werden kann. Man muss den Willen haben, sich nicht unterkriegen zu lassen. Auch wenn der Gedanke, mich umzubringen, oft da war, wollte ich das nie wirklich tun, ich wollte stark sein.

Und auch ganz wichtig ist: sich helfen lassen! Alles mit sich selbst ausmachen zu wollen, das funktioniert nicht. Man kann sich nicht endlos zusammenreißen. Ein starker Wille hilft zwar, aber man kann sich nicht selbst aus dem Sumpf ziehen. Hilfe suchen und annehmen, das ist wichtig. Und natürlich: ein guter Arzt. Man muss ihn finden, was keine leichte Angelegenheit ist. Ich hatte das Glück. Außerdem man muss Dinge ausprobieren, die helfen könnten. Ich habe lange gesucht und in Cannabinoiden letztendlich das gefunden, was mir hilft.«

Erni Wolf lebt heute in einer Partnerschaft, auch wenn sie sich das damals, als ihr Ehemann starb, nicht vorstellen konnte. »Mir geht es heute wirklich gut. Wenn ich an früher denke, kein Vergleich. Die Schmerzen sind wesentlich leichter und nur dann da, wenn es eine schwierige Situation zu bestehen gilt. Und wenn so eine Situation da ist, weiß ich, es gibt eine Tablette, die mir wirklich hilft und mich sofort wieder beruhigt. Ich bin so dankbar dafür, nun nicht mehr hilflos zu sein.«

Bandscheibenvorfall als Stopp-Zeichen

INGRID HAUER

Ein doppelter Bandscheibenvorfall setzte Ingrid Hauer außer Gefecht. Entgegen ärztlichem Anraten ließ sie sich nicht operieren und bereute diese Entscheidung nicht. Denn heute ist sie wieder schmerzfrei, ohne jede Einschränkung.

Als Lehrerin gibt sie alles. Ingrid Hauer (Name geändert), verheiratet, Mutter zweier Söhne, ist engagiert und voll bei der Sache. Ohne sie geht nichts. Das dachte sie zumindest lange Zeit. Selbst das Stopp-Signal eines doppelten Bandscheibenvorfalls wollte sie als Warnung nicht ernst nehmen. Krankenstand? Geht nicht. Nicht mit ihr. Eine Operation? Wie sollte das möglich sein, sie musste sich doch um alles kümmern. Heftige Schmerzen und Taubheit im rechten Fuß ließen sie ihren Hausarzt aufsuchen, der sie sofort ins Krankenhaus schicken wollte. Eine Operation musste her, kein Zweifel. Operieren, unbedingt, was sonst? Der Vorfall war massiv, 1,5 Zentimeter quoll das Gewebe heraus, zudem waren offenbar Nerven betroffen. Schnell war ein OP-Termin festgelegt. Doch Ingrid Hauer wollte sich nicht operieren lassen. Nicht wegen eines möglichen Operationsrisikos, sondern weil das bedeuten würde, dass sie danach nicht arbeiten könnte. »Ich glaubte einfach nicht, dass ich ausfallen könnte, ich hatte schließlich eine Menge zu tun.«

Aber irgendetwas musste geschehen. Mit diesen Schmerzen und den Schmerzmitteln konnte sie auf Dauer nicht leben. Eine Freundin empfahl ihr Dr. Pinsger. Dort bekam sie Cortison- und Morphium-Spritzen. Sie begab sich in Physiotherapie, zog das Heilfasten durch und nutzte vor allem eines: viele Gespräche. »Er hat mir ins Gewissen geredet. Mir klargemacht, dass mir mein Perfektionismus nicht helfen wird, wieder gesund zu werden. Im Gegenteil, ich musste meine Einstellung ändern und lockerlassen, ruhiger werden, loslassen. Und genau dabei halfen mir neben der Erkenntnis auch die Tabletten.« Ingrid Hauer bezieht sich auf Canemes, das sie drei Monate lang einnahm. »Ab da ging es bergauf, immer ein Stückchen besser. Nach ein paar Monaten hatte ich keine Schmerzen mehr. Ich konnte wieder mit Sport beginnen, alles wurde wieder möglich.« Sie erholte sich bei einer Kur, begann zu laufen, tanze Zumba, und für einen gesunden Rücken begann sie mit Yoga.

Warum es zum Bandscheibenvorfall gekommen ist, kann keiner sagen. Vermutungen gibt es aber: zu viel um die Ohren.

»Die Psyche dürfte eine Rolle gespielt haben, körperlich hatte ich ja keinen Unfall oder dergleichen. Belastungen also. Ich habe immer alles selbst gemacht, zu 1000 Prozent. *Nein* sagen kannte ich nicht. Vielleicht war ich überlastet.« Für diese Annahme spricht auch, dass, als es zum Vorfall kam, ihr Vater gerade schwer erkrankt war und sie sich um ihn kümmern musste. Möglicherweise eine Belastung zu viel.

Aus dieser Episode hat Ingrid Hauer ihre Lehren gezogen. »Ich musste es auf die harte Tour lernen, dass ich besser auf mich aufpassen muss. Ich dosiere heute mein Engagement, mute mir nicht mehr zu viel zu, sage auch mal Nein. Ich habe gelernt, dass ich nicht alles selbst machen muss, dass ich Dinge auch abgeben kann.« Genau das will sie anderen mit auf den Weg geben: besser auf sich aufzupassen, frühzeitig in sich hineinzuhören, ob noch alles in Ordnung ist, nicht auf eine Krankheit zu warten. Und ihre zweite Botschaft: »Vor einer möglichen Operation immer mehrere ärztliche Meinungen einholen und sich nicht sofort unters Messer legen.«

Hanfbauer aus Leidenschaft

OTMAR SCHRANZ

Ein schwerer Unfall mit seinem Traktor riss Otmar Schranz aus seinem gewohnten Leben. 24 verschiedene Tabletten am Tag sollten die Schmerzen vertreiben. Hilfe fand er im Hanf, der seitdem zu seiner Leidenschaft geworden ist.

Den 19. April 2013 würde Otmar Schranz gerne aus dem Kalender seines Lebens streichen. Es war ein Freitag, die Arbeit in Wien hatte der Installateur bereits hinter sich gebracht; er ging seiner Wochenendbeschäftigung als Nebenerwerbslandwirt zu Hause im burgenländischen Oberschützen nach, als er auf seinem Traktor saß und die Felder düngte. Bei der Heimfahrt kam der Traktor in einer Kehre ins Wanken und fiel um. Dabei brach die Glasscheibe der Fahrertür. Otmar Schranz wurde durch den Aufprall aus der Kabine geschleudert und kam unter der tonnenschweren Zugmaschine zu liegen. Notarzt, Feuerwehr und freiwillige Helfer waren schnell zur Stelle, doch die Bergung am Hang stellte sich als äußerst schwierig heraus. Erst mittels eines Hubstaplers konnte der Traktor so weit angehoben werden, dass der verletzte Mann geborgen und ins Krankenhaus nach Oberwart gebracht werden konnte. Nach einer Woche Intensivstation wurde Otmar Schranz mit Scham- und Kreuzbeinbruch, Bruch des rechten Knöchels sowie unzähligen Quetschungen an den Beinen auf die Unfallstation überführt. Das Schmerzlevel konnte selbst mit hoch dosierten Suchtmitteln nicht gesenkt werden – eine enorme Belastung für den Patienten.

Der Unfall riss Otmar Schranz mitten aus dem Leben. Gerade 38 Jahre jung war er, ein gesunder und vitaler Mann. 40 Mitarbeiter hatte er zu diesem Zeitpunkt als Montageleiter unter sich, er war aktiv und immer beschäftigt – und nun ging nichts mehr. Die untere Hälfte des Körpers war schwer verletzt, an Arbeit nicht mehr zu denken. »Zwei Jahre später, nach mehreren Rehabilitationsaufenthalten und vielen erfolglosen medizinischen Therapieversuchen wie Akupunktur bei unterschiedlichen Ärzten, Gesprächstherapie, Physiotherapie bei mehreren Therapeuten, Stromtherapien, Behandlungen bei Energetikern und in Schmerzambulanzen galt ich als austherapiert. Nichts konnte mir wirklich helfen. Ich nahm 24 verschiedene Tabletten am Tag, davon waren vier als Suchtmittel zu bewerten; und dann kollabierte eines Tages mein komplettes Magen-Darm-System und ich bekam Viren im Magen. Von diesem Zeitpunkt an wusste ich, dass dieser Wahnsinn aufhören muss.«

Otmar Schranz recherchierte im Internet und hörte sich um, was ihm vielleicht noch helfen könnte. »Und so bin ich auf Cannabinoide gestoßen. Ich wollte das als letzte Möglichkeit für mich versuchen. Meine Neurologin hat mir dann zum Glück Dronabinol verschrieben und die Sozialversicherung der Bauern hat das Medikament auch bewilligt.«

Heute ist Otmar Schranz 42 Jahre alt, zu 50 Prozent invalide und daher in Invaliditätspension. Als Installateur zu arbeiten, war einfach nicht mehr möglich. Die kleine Landwirtschaft hat seine Frau Astrid übernommen, er unterstützt sie dabei. Die beiden stellten den Betrieb auf bio um und bauen seither Industriehanf an. Dieser Hanf ohne Rauschwirkung wird zu Hanföl, Mehl oder Knabbereien verarbeitet. Im eigenen Hofladen verkaufen sie die Erzeugnisse.

Für Otmar Schranz' Gesundheit hat sich die Kombination aus THC-haltigem Hanf in Form von Dronabinol und Industriehanf in Form von CBD und kaltgepresstem Hanföl bewährt. »Nach einigen Absprachen mit Herrn Dr. Pinsger und meiner Neurologin haben wir unterschiedliche Zusammensetzungen der Wirkstoffe ausprobiert. Ich hatte anfangs das Problem, dass ich von dem CBD Magenschmerzen bekam – die Lösung war die Kombination mit natürlichem Hanföl aus unserer eigenen Manufaktur. Ich habe den Wirkstoff nicht nur besser vertragen, sondern konnte auch eine deutliche Verbesserung der Wirkung von THC und CBD in Kombination mit Hanföl feststellen.«

Otmar Schranz ist zwar noch nicht völlig wiederhergestellt, aber es geht mit der Gesundheit wieder bergauf. Ein Oberschenkel ist noch taub, Becken, Unterschenkel und Zehen schmerzen. Problematisch ist es vor allem, wenn die neuropathischen Schmerzen einschießen. »Das passiert blitzartig. Man wird leichenblass im Gesicht und bekommt enorme Schwitzanfälle mit kaltem Schweiß. Zu diesem Zeitpunkt kann ich auch nicht mehr sprechen, weil es mich zu sehr belastet. Die einzige Möglichkeit ist es, mich hinzulegen. Prinzipiell ist jeder Tag anders, mal geht's mir so, mal so.«

Schwierig ist weiterhin vor allem das Sitzen. Eine Stunde am Stück, das kann an schlechten Tagen zum Problem werden, denn dann steigen die Schmerzen. Die Fahrt zu seinem Arzt dauert eine Stunde. An guten Tagen können Otmar Schranz und seine Frau ohne Zwischenstopp fahren, an schlechten müssen sie eine Pause machen, damit er sich bewegen kann.

Wenn es warm ist, sind die Schmerzen erträglicher, bei nasskaltem Wetter jedoch steigen sie enorm an. Immerhin konnte durch die Behandlungen der Schmerzpegel ein wenig gesenkt werden: Er liegt bei 5 bis 6 auf einer Skala von 10. Was sich hingegen gravierend verbessert hat, sind Lebensgefühl und Lebensqualität. »Dr. Pinsger hat mich medikamentös so eingestellt, dass ich nur mehr drei Medikamente plus das THC benötige. Das ist eine Megaerleichterung. Genauso wie der Schlaf, denn vorher war oft nicht an Schlaf zu denken. Dank der Kombination aus THC, CBD und kaltgepresstem Hanföl ist das kein Problem mehr. Ich nehme es um 18 Uhr und schlafe um 23 Uhr dann tief und fest. Nur mit einem guten Schlaf kann man wieder gesund werden«, so Otmar Schranz.

»Hätte ich nichts unternommen, würde ich wohl nicht mehr leben. Schon oft habe ich von Ärzten gehört, was ich nicht alles aushalte, aber ich bin eine Kämpfernatur und lasse mich auch durch Rückschläge und Probleme mit den Behörden nicht unterkriegen.« Denn nicht nur der Umgang mit seiner Krankheit, sondern auch der Umgang mit den Behörden war schwierig. Er ist doppelt sozialversichert, sowohl als Angestellter als auch als Landwirt. Doch das fühlt sich für Otmar Schranz nicht nach doppelter Absicherung an. »Das Gegenteil ist der Fall. Die eine Stelle schiebt die Zuständigkeit der anderen Stelle zu und umgekehrt. Letztendlich wollte mir niemand helfen. Es war und ist ein ständiger Kampf, dass jemand die Kosten für Reha und Medikamente übernimmt. Ich musste vieles selbst bezahlen. Zum Glück hatte ich vor dem Unfall viel gearbeitet und daher Geld auf der Seite, um einen Teil der Kosten abdecken zu können, aber zusätzlich musste ich auch einen Kredit aufnehmen.

Dann wurde auch noch das Arbeitsamt eingeschaltet; die wussten aber mit mir nichts anzufangen, da ich gesundheitlich ja nicht vermittelbar bin. Es war ein ständiges Hin und Her, ein Gezerre zwischen den Behörden. Das alles führt dazu, dass man um seine Existenz fürchtet, was keinen interessiert. Mir kommt das so vor, als spielten die alle mit mir, und man selbst ist völlig machtlos. Im Grunde hat man keine soziale Absicherung. Jeder Schmerzpatient weiß, dass man immer weniger stressresistent wird. So war das auch bei mir. Das Gerangel mit den Behörden erhöht die Schmerzen zusätzlich und wirft dich in Sachen Heilungsverlauf zurück.« Letztendlich wurde ihm die Invaliditätspension doch noch bewilligt. Heute kann er sich auf seine Genesung konzentrieren.

Und es geht wieder aufwärts im Leben von Otmar Schranz. Er fühlt sich zunehmend besser. Er unterstützt seine Frau in der Landwirtschaft, so gut es geht. Heben kann er leider nichts mehr, denn die körperliche Einschränkung können die besten Medikamente nicht verschwinden lassen. »Immerhin kann ich wieder kurz auf dem Traktor sitzen. Ich nutze ein spezielles ergonomisches Polster, dann halte ich das für eine Stunde aus. Noch vor ein paar Monaten war das völlig undenkbar.«

Rasch Hilfe suchen statt
mit den Schmerzen leben

SOPHIE ALBRECHT

Depressionen und die Wirbelsäule machten Sophie Albrecht seit ihrer Jugend zu schaffen. Mittels breit angelegter Behandlung erfreut sie sich heute wieder einer guten Lebensqualität.

So weit Sophie Albrecht (Name geändert) zurückdenken kann, wurde sie von ihrer Wirbelsäule geplagt. Ihre Halswirbelsäule ist in ihrer Form zu gerade ausgerichtet, die natürliche Wölbung zu gering. Das erzeugt Fehlbelastungen, Muskelverspannungen und Nackenschmerzen. »Die Wirbelsäule ist eine funktionelle Einheit, daher wandern die Beschwerden hinauf und hinunter, einmal gibt es oben Probleme, dann wieder unten«, erklärt die 54-Jährige. 2001 erlitt sie einen Bandscheibenvorfall in der Halswirbelsäule, zwei Jahre später einen in der Lendenwirbelsäule.

Viele Jahre lang ließ sie sich mittels Physiotherapie behandeln, und das mit Erfolg: »Ich habe eine tolle Therapeutin. Durch ihre ganzheitliche Therapie ist es gelungen, mich jahrelang schmerzfrei zu bekommen. Irgendwann ging es mir so gut, dass ich mit der Therapie pausiert und auch meine Übungen zu Hause nicht mehr gemacht habe. Ich wurde bequem – das hat sich bitter gerächt. Es war Anfang 2017, als ich geglaubt habe, ich würde vor Schmerzen in der Lendenwirbelsäule regelrecht abbrechen. Dazu kamen plötzlich stechende Schmerzen im Steißbein und ich konnte nicht mehr sitzen. Das Schlimmste war, dass die Schmerzen *ständig* da waren.«

Auf der Suche nach einem guten Arzt empfahl ihr eine Bekannte den Schmerztherapeuten Dr. Pinsger. Er ließ sie erst einmal gründlich durchchecken. Magnetresonanztomografie, Osteoporose-Scan, Computertomografie, Röntgen. Die Bilder zeigten klar, dass Sophie Albrechts Wirbel Höhe L4/L5 »kaputt« waren und sich bereits verformt hatten. L4 war außerdem zum Gleitwirbel geworden, die gesamte Umgebung war instabil. Sofort starteten sie ein Therapieprogramm: Dazu gehörten Infiltrationen, Physiotherapie und nach einiger Zeit auch Cannabinoide (Canemes). Die Schmerzen am Steißbein und an der Wirbelsäule ließen bald deutlich nach. Sophie Albrecht führt diesen Erfolg auf die Kombination aller Maßnahmen zurück.

Die Wirkung der Cannabinoide beschreibt sie folgendermaßen: »Sie haben bei mir einen entspannenden Effekt. Man nimmt nicht mehr alles so tragisch. Anfangs habe ich sie regelmäßig eingenommen, jetzt nur sporadisch, vor allem bei

Stress. Als Nebenwirkung bemerkte ich öfter Kopfschmerzen am Morgen nach der Einnahme.« Bedenken, Cannabinoide zu nehmen, hatte Sophie Albrecht, die Pharmareferentin ist, keine. »Ich weiß, was in den Tabletten drin ist und kann bestätigen, dass es keinerlei Rauschwirkung gibt.« Schmerzen spürt sie vor allem bei übermäßigem Stress oder wenn es Probleme gibt. »Den Alltag beherrsche ich ziemlich gut, aber unbewusst verspanne ich mich trotzdem und bekomme wieder stärkere Schmerzen. In solchen Situationen helfen die Cannabinoide gut, die zu hohe Spannung in Psyche und Körper auf ein gesundes Maß zu reduzieren. Bei mir ist das sehr wichtig, denn die Schmerzen sind stark psychosomatisch beeinflusst.«

Aus diesem Wissen heraus arbeitet sie auch an ihrem seelischen Gleichgewicht. Autogenes Training ist zur Gewohnheit geworden, bei Bedarf nimmt sie Gesprächstherapie in Anspruch. »Ich weiß heute, wann ich mir Hilfe holen muss«, sagt sie. Das war nicht immer so. Sophie Albrecht litt schon in ihrer Kindheit an Depressionen – damals war das ein absolutes Tabuthema. Es war ein langer und steiniger Weg bis zu der Erkenntnis, dass es sich dabei um eine Krankheit handelt, die man behandeln kann. Der Durchbruch kam beim Lesen des Buches »Verdammte schöne Welt« von Elizabeth Wurtzel. Sie fühlte sich, als würde sie ihr eigenes Tagebuch lesen. Seit 1995 nimmt sie nun SSRI, moderne Antidepressiva, die den Serotoningehalt im Blut erhöhen. »Ich weiß mittlerweile, dass es sich bei einer Depression um eine Stoffwechselstörung im Gehirn handelt und dass das Medikament, das ich nun nehme, den Mangel an Serotonin im Gehirn ausgleicht. Ich habe vor Jahren versucht, es wegzulassen, aber das hat nicht funktioniert.«

Heute geht es Sophie Albrecht »ziemlich gut«, wie sie sagt. »Die höllischen Schmerzen am Steißbein und an der Wirbelsäule sind sehr viel besser geworden. »Vor den Behandlungen bei Dr. Pinsger konnte ich mich kaum noch normal bewegen und musste jede Menge hoch dosierte Schmerzmittel nehmen, um aufrecht gehen zu können. Heute spüre ich die Schmerzen bei Weitem nicht mehr so schlimm. Die Probleme rund um die betroffenen Lendenwirbel werden weniger, alles stabilisiert sich.« Damit das so bleibt, absolviert sie jeden Morgen ihre Körperübungen; vor allem die Rückenmuskulatur und der Beckenboden werden gestärkt. Und sie will sich weiterentwickeln, noch mehr Dinge finden, die ihr guttun. Der nächste Schritt ist schon getan: Ein Tanzkurs bringt seit Kurzem mehr Spaß und Bewegung in ihr Leben. »Das wäre vor ein paar Monaten noch unvorstellbar gewesen; die Inspiration dazu kam übrigens von Dr. Pinsger.«

Sophie Albrecht möchte allen Schmerzpatienten Mut machen: »Nicht zu lange mit den Schmerzen alleine bleiben. Früh Hilfe suchen. Ich dachte lange Zeit, die Beschwerden würden von selbst wieder vergehen, so wie sie gekommen waren, doch das ist nicht der Fall. Man muss etwas tun. Als Erstes, sich gründlich untersuchen lassen, die Ursachen des Problems finden. Voraussetzung dafür ist natürlich, einen guten Arzt zu finden, zu dem man Vertrauen hat. All das ist wichtig, und zwar möglichst rasch.«

Cannabinoide – auch eine Frage des Geldes

DR. S.

Nach einem akuten Bandscheibenvorfall in der Lendenwirbelsäule und einer Operation kam es bei Dr. S. zu einer Schädigung der Beinnerven mitsamt schwersten neuropathischen Schmerzen. Die Einnahme von Cannabinoiden war ein wesentlicher Teil der Behandlung, vor allem, da Dr. S. Morphine nicht vertrug.

Werden die Beinnerven geschädigt, kann es zu einer Parese (Lähmung) im Ober- und Unterschenkel (Quadrizeps- und Peroneusmuskel) kommen. Diese Lähmungen sind ein relativ häufig vorkommendes Nervenkompressionssyndrom. Was so nüchtern klingt, kann heftigste Schmerzen auslösen. Bei Dr. S., Mediator im Bundesministerium für Justiz, Psychotherapeut und Wirtschaftsprüfer außer Dienst, waren die Folgen nicht zu übersehen: Er konnte aufgrund der Schmerzen und der Lähmungen in Ober- und Unterschenkel den betroffenen Fuß nicht mehr aufsetzen und stürzte immer wieder.

Die Probleme begannen Weihnachten 2016 mit einem Bandscheibenvorfall in der Lendenwirbelsäule. »Der Auslöser des Bandscheibenvorfalls ist nicht bekannt. Vielleicht spielte es eine Rolle, dass ich wegen einer anderen Verletzung mit meinem Fitnessprogramm aussetzen musste, jedenfalls konnte ich zu dieser Zeit nicht trainieren«, so Dr. S. Erst im Januar 2017 wurde er (laut Fachärzten zu spät) an der Bandscheibe Höhe L4 operiert, weil er nicht mehr gehen konnte. Die Nervenbeschädigung konnte dadurch nicht voll beseitigt werden, sodass heftige Schmerzen auftraten.

Drei Monate lang musste Dr. S. in Krankenhaus und Rehabilitation bleiben. Gegen die Schmerzen kamen Morphinpflaster, also besonders starke Schmerzmittel, zum Einsatz. Doch diese Schmerzbehandlung bewirkte kaum Besserung, im Gegenteil, Dr. S. vertrug sie nicht und litt an Nebenwirkungen, vor allem an Übelkeit und Appetitlosigkeit.

Nach der Entlassung aus den Krankenhäusern und nach der Reha begab sich Dr. S. in Behandlung bei Dr. Pinsger. Es folgte ein vielfältiges Behandlungsprogramm mit Spritzen, Cannabinoiden (Canemes), Physiotherapie und Massagen. Der Unterschenkel bereitet zwar immer noch Probleme, da der Nerv nach wie vor nicht voll regeneriert ist, doch dem Oberschenkel geht es inzwischen besser.

»Canemes wirkte gut. Der Schmerz hat sofort nachgelassen. Obwohl der Schmerz im Bein weiter rauf- und runterwandert, wurde dessen Empfindung weniger. Ich wurde wieder mobiler, immer mehr war möglich. Endlich konnte ich auch die Morphine und andere Schmerzmittel weglassen, die mir nur Nebenwirkungen beschert haben. Bei Canemes sind mir keine Nebenwirkungen aufgefallen.« Bedenken oder gar Angst, Cannabinoide einzunehmen, hatte Dr. S. keine. »Ich habe mich vorher informiert, sodass ich wusste, dass es sich um medizinisch kleine Mengen an Cannabinoiden handelt, die künstlich hergestellt werden. Ich war daher auch nicht überrascht, dass sich keinerlei berauschendes Gefühl eingestellt hat.«

Einen Kritikpunkt jedoch gibt es. »Das Medikament ist noch zu teuer. Leider übernimmt die Krankenkasse bei mir die Kosten nicht. Es ist asozial, wenn man den Patienten die Kosten tragen lässt. Geholfen wird also nur denjenigen, die es sich leisten können«, sagt Dr. S., der sich noch immer in Behandlung bei Dr. Pinsger befindet.

Trotz allem: Leben und in die Zukunft schauen

DARA LINHARD

Die Geschichte von Dara Linhard (Name geändert) zeigt, dass ein schweres Trauma, ausgelöst durch sexuellen Missbrauch in der Kindheit, und viele Jahre Unterdrückung in einer schlechten Beziehung chronische Schmerzen und schwere Erkrankungen auslösen können. Ein schweres Schicksal einer Frau, die dennoch nie aufgegeben hat und die endlich Licht am Ende eines langen Tunnels sieht.

Vor knapp 60 Jahren kam ich nach drei Buben als viertes Kind einer Arbeiterfamilie zur Welt. Mein ältester Bruder war ein Halbbruder und, wie ich viel später erfuhr, das Resultat einer Vergewaltigung. Mein Leidensweg begann mit fünf Jahren, als mein Halbbruder begann, mich sexuell zu missbrauchen. Er sagte immer, »komm, ich gehe mit dir spielen«, und dann berührte er mich stets unsittlich. Immer wenn ich das Wort »spielen« hörte, bekam ich große Angst und verkroch mich im Kasten, unterm Bett, auf dem Heuboden oder im Keller. Oft versteckte ich mich im Wald, saß auf den Bäumen und redete mit den Ästen, oder ich versteckte mich in einer Blumenwiese und redete mit den Blumen. Es war ein Zufluchtsort, wo mich keiner fand und wo ich sicher war. Meine Eltern suchten mich und schimpften, sie verstanden nicht, warum ich ohne ein Wort zu sagen immer wieder verschwand. Mein Halbbruder bedrohte mich, als ich etwas älter war, mit Messer und Pistole – er war viele Jahre älter als ich und hatte Waffen. Der Missbrauch dauerte viele Jahre lang, genauer gesagt, bis ich elf war. Als ich in die Schule kam, war ich keine besonders gute Schülerin, ich konnte mich schlecht konzentrieren, ich war ein ruhiges Kind. Wenn meine Mutter sagte, dass mir der Halbbruder beim Lernen oder bei den Hausaufgaben helfen sollte, war das eine Katastrophe, ich konnte mir einfach nichts mehr merken.

Mit elf Jahren verbrachte ich vier Wochen Ferien bei meiner Tante in Wien. Es war eine schöne Zeit für mich, bis zu dem Augenblick, als mir mein zweites Trauma widerfuhr. Es war der 14. August 1969, kurz nach meinem Geburtstag. Ich war allein in ihrer Wohnung am Naschmarkt und beschloss, mir ein Eis zu holen. Stolz, das ganz alleine geschafft zu haben, ging ich zurück zum Haus und wollte die Eingangstür aufsperren. Hinter mir stand ein Mann, etwa 30 Jahre alt, und sagte: »Komm, ich sperr dir auf.« Ich glaubte, dass er auch in dem Haus wohnte und gab ihm meinen Schlüssel. Gemeinsam stiegen wir in den Lift, ich musste in den sechsten Stock. Ich drehte ihm den Rücken zu und fragte, in welchen Stock er wolle, da spürte ich plötzlich, dass ich keine Luft mehr bekam. Er hatte seine Arme um meinen Hals gelegt. In meiner Verzweiflung drückte ich den Notruf. Das hat mir das Leben gerettet. Meine Tante fand mich bewusstlos im Lift, der Täter entkam. Danach wurde ich beim Arzt untersucht, die Polizei stellte Fragen über Fragen. Ich hatte einen schweren Schock erlitten und redete ein halbes Jahr nichts mehr. Auch die Schule konnte ich nicht besuchen. Ich suchte ständig den Schutz meiner Mutter und schrie bei jeder Kleinigkeit vor Angst.

Mein Halbbruder ließ mich nun in Ruhe. Später erfuhr ich, dass meine Schwester, die fünfeinhalb Jahre jünger ist als ich, sein nächstes Opfer geworden war. Wir versuchten unserer Mutter zu erzählen, was er mit uns machte, doch sie glaubte uns nicht und wollte darüber nichts hören. Mein Vater kümmerte sich nicht sehr um seine Familie und wir Kinder mussten der Mutter sehr viel helfen. Mein Vater war ein sehr geiziger Mensch und gönnte seiner Familie nichts. Wir alle mussten darunter leiden. Meine Mutter musste heimlich als Putzfrau arbeiten, damit wir Kinder mehr zu essen hatten. Auch wir Kinder arbeiteten neben der Schule bei Nachbarn, um unsere Mutter zu unterstützen. Mein Vater war nur an den Wochenenden zu Hause und trank sehr viel. Noch heute leide ich darunter und konnte sein Verhalten nie verstehen. Auch meine drei Kinder hatten nie wirklich einen Opa. Er ist bis heute ein gieriger, geiziger Mann.

Mit 15 Jahren ging ich nach Wien, um einen Beruf zu erlernen. Mit 16 musste ich leider für ein halbes Jahr mit meinem Halbbruder in seiner Wohnung leben. Meine Mutter wollte das so, damit mir in der Stadt nichts passierte. Die Angst begann dann wieder von Neuem. Um nicht wieder missbraucht zu werden, drehte ich eines Tages den Gashahn auf. Ich wollte lieber sterben, als das Ganze nochmal durchzumachen.

Danach war ich längere Zeit im Spital, konnte mit den Ärzten aber nicht über meine Probleme sprechen, weil ich große Angst vor meinem Bruder hatte. Die Diagnose lautete auf *Depressionen*. Dann durfte ich zu einer Freundin in eine gemeinsame Wohnung ziehen, wo ich endlich ein bisschen zur Ruhe kam, um meine Lehre zu Ende zu bringen. Mit 17 Jahren hatte ich meine erste feste Beziehung, die mich sehr unglücklich machte. Mit 19 bekam ich mein erstes Kind, das ich sehr liebte. Sechs Monate später lernte ich meinen ersten Ehemann kennen. Mit 21 wurde ich Mutter von Zwillingen, ich liebte meine Kinder über alles. Doch es dauerte nicht lange, bis sich mein Mann als Macho entpuppte. Er hatte Affären mit seinen Kolleginnen und ich musste mit ansehen, wie er immer geiziger wurde und die Kinder darunter litten. Er demütigte mich, war zynisch und aufbrausend. Er schrie nur mehr und wir zuckten zusammen, wenn er von der Arbeit kam. Seine Demütigungen waren kaum zu ertragen. Ich hatte immer wieder Schmerzen im Rücken und litt an Depressionen. Der Tyrann in meinem Mann kam immer mehr zum Vorschein. Er gönnte seinen Kindern nichts, außer seinem Sohn, der sein Liebling war. Tagtäglich demütigte er mich vor den Kindern und auch in der Öffentlichkeit, besonders gern vor seinen Freunden. Ich hatte keine Hilfe bei der täglichen Hausarbeit und es kamen kaum Freunde zu mir.

Meine Rückenschmerzen versuchte ich zu ignorieren, genauso wie meine Traurigkeit. Als meine Kinder noch klein waren, bekam ich eine schwere Lungenentzündung, drei Monate war ich krank. Mein Mann war gemein, ekelhaft und vor allem sehr boshaft. Ich hatte 40 Grad Fieber und er zwang mich, mit den Kindern in die Kälte zu gehen. Auch die Kinder waren zu der Zeit oft krank. Ich bekam keine Hilfe von irgendjemandem. Die Freunde, die ich hatte, waren seine Freunde.

Ich fraß meinen Frust, die Hilflosigkeit in mich hinein. Nur selten ging ich zum Arzt und wenn ich es tat, hörte ich immer nur, dass ich nichts hätte außer psychischen Problemen. Mein Mann fuhr in Urlaub und ließ mich mit den Kindern allein. Mein Zwillingssohn war ein sehr schlimmes Kind, aber Papas Liebling. Je älter er wurde, desto mehr bekam er mit, wie sein Vater mich behandelte. Er machte viele Dinge nach, die er vorgelebt bekam. Dann bauten wir auf dem Land ein Haus und ich musste jeden Tag mit den Kindern auf die Baustelle fahren, eine Wegstrecke von 40 Kilometern, um den Arbeitern Essen und Trinken zu bringen. Jeden Tag musste ich kochen, putzen, einkaufen, die Kinder betreuen; meine Tage bestanden aus 18 Stunden Arbeit. Mein Körper kam nicht mehr zur Ruhe. Es wurde über mich bestimmt, was ich zu tun hatte, und ich hatte keine Zeit mehr für mich selbst – viele Jahre lang.

Mein Körper schmerzte, meine Seele schmerzte, ich wurde zu einem Wrack. Eines Tages stürzte ich im Winter über die eisige Betonstiege etwa drei Meter und fiel auf den Rücken, die Rippen waren geprellt oder gebrochen. Wieder monatelang höllische Schmerzen! Nebenbei ging ich in Wien bereits halbtags arbeiten, meine Kinder brachte ich zweimal in der Woche in die Eishalle. Mein Mann interessierte sich schon seit Langem nicht mehr für mich. Ich war nur noch seine Putzfrau.

Mein Lichtblick war ein lieber Mensch, den ich schon einige Jahre lang kannte und für den ich nun arbeitete. Wir wurden zu guten Freunden. Er wusste schon sehr früh von den Demütigungen durch meinen Mann, er wurde selbst immer wieder Zeuge davon. Mein Schicksal nahm eine Wendung und wir erkannten beide, dass es bei uns vom ersten Tag des Kennenlernens Liebe auf den ersten Blick gewesen war. Er wurde für mich meine große Liebe, auch wenn wir beide anfangs verheiratet waren.

1996 war ich dann nach einem Rosenkrieg endlich geschieden und zog mit meiner Tochter in eine kleine Wohnung. Wir durften uns aus unserem Haus nichts mitnehmen und schliefen lange Zeit auf einer Matratze auf dem Boden. Die Buben blieben bei ihrem Vater beziehungsweise Stiefvater. Mein Zwillingssohn redete nichts mehr mit mir, mit 15 Jahren brach er den Kontakt ab.

Das Leben ging weiter, für kurze Zeit erlebte ich Glück und wurde geliebt. Doch als sich meine große Liebe nun auch von seiner Frau trennen wollte, wurde er Vater einer kleinen Tochter und entschied sich für seine Familie. Mein Glück zerbrach und ich verzweifelte daran. Ich musste dann noch lange warten, bis sich meine große Liebe für mich entschied. Diese Jahre verbrachte ich oft im Spital und bei den Ärzten, wobei noch hinzukam, dass ich wegen eines Knotens in der Brust operiert wurde. Meine Gesundheit wurde immer schlechter und ich hatte große psychische Probleme. Noch dazu bekam ich viele starke Medikamente mit zahlreichen Nebenwirkungen. Das Einzige, was mir immer wieder half, war die Liebe meines zweiten Mannes. Endlich, als er sich für mich entschied und wir im Jahr 2000 heirateten, besserte sich meine Gesundheit. Wir fuhren gemeinsam in Urlaub; ich wurde verwöhnt und, ganz wichtig, geliebt.

Drei Jahre nach unserer Heirat setzte die Exfrau meines Mannes ihre Tochter auf die Straße und sie zog bei uns ein. Es war ein Schock für mich, denn den Ärger, den uns seine Exfrau einbrachte, konnte mein kranker Körper mittlerweile nicht mehr aushalten. Bald darauf bekam ich starke Blutungen in der Gebärmutter, die rasch entfernt werden musste. Schon als Jugendliche hatte ich Probleme mit Zysten und Myomen gehabt. Einen Tag nach dieser Operation rettete mir eine Krankenschwester das Leben: Mein ganzer Bauchraum stand unter Blut und ich wurde notoperiert – eine Stunde später wäre es wohl zu spät gewesen. Dabei erlitt ich eine Lungenembolie und musste reanimiert werden. Längere Zeit verbrachte ich im Spital, dann folgte die Reha. Es dauerte lange, bis ich wieder auf die Beine kam, immer wieder musste ich ins Krankenhaus.

Knapp vier Jahre später knickte ich mit dem rechten Fuß ein und es wurde ein »Stressbruch« diagnostiziert. Vier Wochen Liegegips und vier Wochen Krücken folgten. Nichts kam mehr in Ordnung. Die Schmerzen im ganzen Körper wurden täglich schlimmer, sodass mich mein Mann ins Krankenhaus bringen musste. Nach drei Wochen Untersuchungen wurde eine generalisierte Fibromyalgie in bereits schwerer Form festgestellt. Ich hatte diese Erkrankung schon seit mindestens 20 Jahren. Ich war nun offiziell chronische Schmerzpatientin und zum ersten Mal bekam ich richtige psychologische Hilfe. Sieben Jahre lang machte ich dann Psychotherapie. Nun konnte ich von den Traumata aus meiner Kindheit erzählen und meine Lebensgeschichte aufarbeiten. Es ging mir zwar körperlich nicht viel besser, aber meiner Seele tat es gut.

Drei Jahre später hatte ich eine Magen-OP, mein Köper war schon zu krank, um das alles zu verkraften. Meine Neurologin erkannte, dass ich an beginnender Demenz litt. Ich wurde zwei Jahre lang behandelt, teilweise fiel mein Gedächtnis aus.

In dieser Zeit, 2010, lernte ich durch Zufall Dr. Pinsger kennen. Er nahm mich für drei Wochen in seine Einrichtung auf. Wieder wurden jede Menge Untersuchungen gemacht. Er sagte dann zu mir, dass mein Körper in einem Zustand sei, als hätte ich 45 Jahre schwerste Arbeit geleistet. Meine Wirbelsäule und mein ganzer Körper waren ein Wrack. Er riet mir, sofort in Ruhestand zu gehen, sonst könne er mir kaum helfen. 2012 wurde ich krankheitshalber in Berufsinvalidität geschickt. Durch Dr. Pinsger bekam ich erstmals Cannabinoide (Nabilon). Dadurch konnte ich wieder schlafen, ich kam etwas zur Ruhe. Mein Körper entspannte sich in der Nacht und ich erwachte mit weniger Schmerzen als sonst.

Die nächsten Jahre war ich regelmäßig bei Dr. Pinsger im Spital und in seiner Ordination und bekam eine Schmerztherapie. Was mich aber bis heute beeindruckt, ist, dass er mir zuhörte. Als ich ihm erzählte, dass meine Blase seit meiner Jugend beeinträchtig sei und ich damit große Probleme habe, schickte er mich zu einer Urologin. Sie stellte eine neurogene Blasenentleerungsstörung und Inkontinenz fest. Und das mit 52 Jahren!

2012 folgte die Diagnose Psoriasisarthritis, rheumatische Schuppenflechte. Ein halbes Jahr musste ich eine leichte Chemotherapie machen, unter der ich fürchterlich litt. Anschließend bekam ich Infusionen mit Biologika, also Arzneimittel, die mithilfe von Gentechnik in lebenden Zellen hergestellt werden. Weil meine Venen schon kaputt waren, musste ich mir einen Portkatheter einsetzen lassen. Bei dieser harmlosen OP sackte meine Lunge zusammen und ich hatte meine dritte Lungenembolie. Kaum ging es mir mal besser, kam der Rückschlag.

Im letzten Jahr erkrankte ich an Hautkrebs. Er wurde behandelt und entfernt. Danach fuhr mein Mann mit mir nach Tirol zum Wandern. Dr. Pinsger, bei dem ich alle 14 Tage im Schmerzzentrum war, sagte mir immer wieder, dass ich viel Bewegung machen und nur mehr Dinge tun soll, die mir guttun. Wir waren nun schon seit zehn Jahren nicht mehr wandern und ich freute mich sehr darauf. Wir fuhren auf den Berg und ich konnte plötzlich wieder durchatmen. Es war wie eine Seelenwanderung. Wir gingen jeden Tag einige Stunden lang und es ging mir von Tag zu Tag besser. Danach fuhr ich drei

Wochen auf Kur, und auch dort hatte ich plötzlich Kräfte und war viel in Bewegung. Ich war glücklich, nach all den Jahren um 70 Prozent weniger Schmerzen zu haben.

Auch haben mir die Nabilon 0,5 mg, die ich seit sieben Jahren tagtäglich nehme, sehr geholfen. Nachts kann ich, im Gegensatz zu der Zeit vor Nabilon, gut schlafen und entspanne mich dabei. Insgesamt beruhigen sie mich. Meine Depressionen und Schmerzen sind dadurch viel besser geworden. Nebenwirkungen gab es bei mir nie. Ich schwöre auf dieses Medikament und möchte es auch nicht mehr absetzen oder weglassen, da ich mir ganz sicher bin, dass es für chronische Schmerzpatienten eine große Hilfe ist.

Heute ist mir bewusst, dass das Leben schön sein kann. Wichtig ist es, das Leben zu leben und in die Zukunft zu schauen, niemals aufzugeben, so lange zu kämpfen, bis man zufriedener wird. Mein großes Glück war, die große Liebe kennenzulernen und dann jeden Tag zu genießen. Dr. Pinsger war mir eine große Hilfe dabei und ich danke dafür, dass es ihn gibt. Aus einem kleinen Mädchen wurde doch noch eine selbstbewusste Frau.

In ein Viertelliterglas passt
kein halber Liter

THOMAS KAROLYI

Ein Unfall brach ihm sämtliche Knochen, den Glauben an die eigene Schmerzfreiheit freilich konnte er Thomas Karolyi nicht nehmen – sein Optimismus ist ungebrochen. Kaputte Sprunggelenke erschweren zwar sein Leben, doch Selbstmitleid ist seine Sache nicht.

Es war nichts Ungewöhnliches für Thomas Karolyi, dass er mitten in der Nacht im Auto saß und in die Arbeit fuhr. Als Bäcker war er es gewohnt, dann aufzustehen, wenn alle anderen schliefen – der Job, ein hartes Brot. Als er in der sommerwarmen Nacht des 5. Juli 1996 durch die Dunkelheit fuhr, wusste der damals 21-Jährige noch nichts von Schmerzen und davon, dass das Leben von einem Augenblick zum nächsten ein völlig anderes sein konnte. Er sah es nicht kommen und er konnte sich auch später nicht mehr erinnern, wie es dazu gekommen war, dass ihn ein betrunkener Fahrer mit dem Auto rammte und schwer verletzte. Zehn Tage lang lag er ohne Bewusstsein im Krankenhaus. Nichts bekam er davon mit, wie die Ärzte um sein Leben kämpften und ihm die Knochen wieder zusammenflickten. Er merkte nicht, wie sein zertrümmerter Oberschenkel operiert wurde, ein Ellenbogen, ein Kiefergelenk, wie seine gequetschte Lunge kaum Luft bekam.

Erst am elften Tag verließ er den künstlichen Tiefschlaf. »Als ich die Augen öffnete, war es hell. Das hat mich verwirrt. Normalerweise wachte ich in der Dunkelheit auf. Ich dachte, ich hätte verschlafen.« Auch nach dem Erwachen stellte sich keine Erinnerung an die Momente des Unfalls ein – bis heute ist das so geblieben.

Nach vier Wochen im Krankenhaus hieß es, er müsse nun ein halbes Jahr im Rollstuhl sitzen, denn seine Sprunggelenke waren durch den Unfall schwer beschädigt worden. »Ich bin immer schon ein positiver Mensch gewesen und wollte nicht einsehen, dass ich so schwer verletzt sein sollte. Ich kämpfte dagegen an, ging auf Reha und konnte mich bald auf Krücken fortbewegen«, so Thomas Karolyi. Nach der Reha fühlte er sich fast wiederhergestellt, wollte arbeiten, doch das war nicht möglich: Im Stehen schmerzten die Füße heftig. Er musste sich umschulen lassen, wurde Lebens- und Sozialberater. Das ließ sich mit seinem Gebrechen besser vereinbaren, die Schmerzen blieben weg, solange er nur nicht lange stehen oder sich viel bewegen musste. 2007 wurde er Vater. Doch zur Freude gesellte sich bald der Schmerz, denn der Nachwuchs hielt ihn mehr auf Trab, als es seine Füße erlauben wollten.

Die konsultierten Orthopäden rieten ihm alle das Gleiche: operieren, den Vorfuß versteifen. Das wollte er nicht und nahm lieber Schmerzmittel, die freilich kaum Wirkung zeigten. 2011 legte sich Thomas Karolyi dann doch unters Messer. Das Aufwachen nach der Narkose war wenig erfreulich. Nach der Versteifung waren die Schmerzen noch viel größer als vor der Operation. »Höllisch. Kaum erträglich. Und die Schmerzen sind geblieben. Der operierende Orthopäde gab ehrlicherweise zu, nicht mehr weiterzuwissen. Es tat ihm leid, aber er konnte nichts mehr für mich tun.« Über Umwege gelangte er an einen erfahrenen Spezialisten, der schnell die Ursache der großen Schmerzen herausfand. »Die Operation war mit einem Kunstknochen durchgeführt worden, den mein Körper nicht angenommen hat. Es wurde dann zurückoperiert und mit einem Eigenknochen neu operiert. Die Operation gelang, die Schmerzen sind geblieben.«

2015 konsultierte er Dr. Pinsger. »Es war damals wirklich schlimm, ich hielt die Schmerzen einfach nicht mehr aus. Ich war nur mehr schlecht drauf und die Familie hat unter mir gelitten. Alle mussten leise sein, weil mich die kleinste Kleinigkeit genervt hat. Nur ein Beispiel: Landete ein Ball an der Hausmauer, habe ich das in meinem Schmerz überhaupt nicht ausgehalten und gleich geschimpft und geschrien. So war das damals. Dr. Pinsger untersuchte mich, sagte, dass wir mehrere Medikamente ausprobieren sollten und bemerkte, dass ich extrem angespannt war. Er stellte mir Canemes vor und meinte, die könnten mir gegen die Schmerzen und die Anspannung helfen. Ich nahm ab sofort 0,25 mg am Abend. Nun, was soll ich sagen, zwei Wochen später war ich zum ersten Mal seit zehn Jahren total schmerzfrei. Wahnsinn. Ein echtes Aha-Erlebnis!« Zusätzlich wurde ihm alle sechs Wochen ein Schmerzmittel in die betroffenen Gelenke gespritzt.

Die Wirkung von Canemes beschreibt Thomas Karolyi so: »Die Schmerzlinderung und die Tiefenentspannung bemerkte ich sofort. Nebenwirkungen gab es keine. Müde wurde ich nicht davon, auch Auto fahren war und ist kein Problem. Bedenken, Canemes einzunehmen, hatte ich keine, da mich Dr. Pinsger gut aufgeklärt hat und ich wusste, dass kein THC und damit keine Rauschwirkung vorhanden sind. Dank Canemes konnte ich mit meiner Situation plötzlich viel besser umgehen. Ohne Canemes wäre der ganze Prozess gar nicht möglich gewesen. Ich war plötzlich relaxed, meine Nerven waren wieder in Ordnung und das Familienleben war mit einem Mal sehr schön. Meine Frau bedauerte nur, dass ich das Mittel nicht schon viel früher genommen habe. Auch in der Arbeit fiel allen auf, dass ich mich positiv verändert hatte.«

Dieses schmerzbefreite Glücksgefühl hielt einige Monate an, bis sich die Schmerzen 2016 langsam wieder zeigten. »Ich war selber schuld daran. Ich bin ein Mensch, der einfach nicht ruhig sitzen kann und immer auf den Beinen sein muss, egal ob mit dem Kind, bei der Gartenarbeit oder wo auch immer. Weil die Schmerzen weg waren, habe ich mir eingebildet, dass auch die Füße wieder in Ordnung wären; das war natürlich nicht der Fall. Ich habe es also ordentlich übertrieben und musste nun den Preis zahlen. Dr. Pinsger sagt mir immer, ich muss besser auf mich achtgeben, und das stimmt. Ich habe lange gebraucht, bis mir das wirklich klar wurde. Dass ich eine Verletzung habe und diese Tatsache akzeptieren muss. In ein Viertelliterglas passt eben kein halber Liter und meine Füße mussten geschont werden.« Die Folge der Überlastung war ein Knochenmarksödem. »Ich habe dann auch wirklich meinen Lebensstil meiner Fußverletzung angepasst und habe am Arbeitsplatz eine Tätigkeit angenommen, bei der ich mehr sitzen kann.«

Seine Zukunft sieht Thomas Karolyi positiv: »Momentan bin ich wegen des Knochenmarködems noch in Behandlung. Aber ich bin mir sicher, ich werde wieder schmerzfrei, ich habe ja gesehen, dass das möglich ist. Auch Dr. Pinsger sagt, dass es möglich ist. Ich muss eben aufpassen, was ich mache, weil meine Füße kaputt sind. Da ich weiß, dass die innere Einstellung entscheidend ist, werde ich mein weiteres Leben gut und schmerzarm oder schmerzfrei meistern. Mit dem richtigen Arzt, den richtigen Medikamenten und der richtigen Einstellung ist alles zu schaffen.«

Bloß nicht zu früh die Flinte ins Korn werfen!

GABRIELA BÖHM

Gabriela Böhm leidet an Skoliose, einer krankhaften Verdrehung der Wirbelsäule. Eine Operation bewahrte sie zwar vor dem Rollstuhl, führte aber zu starken Nervenschmerzen. Diese konnte sie dank Cannabinoiden so weit beruhigen, dass sich wieder ein gewisses Maß an Lebensqualität eingestellt hat.

Gabriela Böhm ist 64 Jahre alt. Bevor sie in Rente ging, arbeitete sie als kaufmännische Angestellte im Bereich Transport und Logistik. Sie leidet an einer Deformation der Wirbelsäule und an neuropathischen Schmerzen. Seit Juni 2016 ist sie Patientin bei Dr. Pinsger und nimmt seit diesem Zeitpunkt Canemes 0,25 mg.

Gabriela Böhm beschreibt ihren schmerzbedingten »Werdegang« folgendermaßen: »Bereits mit zwölf Jahren wurde bei mir eine leichte Rückgratverkrümmung festgestellt. Mit gut 20 Jahren wurden die Rückenschmerzen bei längerem Gehen und Stehen immer stärker. Etliche Jahre konnte ich das mit diversen Injektionskuren und Unterwassermassagen lindern, um im Alltag zu funktionieren. Und ich musste funktionieren, der Beruf ging immer vor. Als das nicht mehr wirkte, konnte ich die Schmerzen mit entzündungshemmenden Schmerzmitteln gut in den Griff bekommen. Drei bis vier Jahre lang hat sogar eine Tablette zwei Tage lang sehr gut gewirkt. Eingenommen habe ich die Tablette immer dann, wenn größere Anforderungen zu erwarten waren. Ansonsten habe ich mich mit den Schmerzen mehr oder weniger gut arrangiert. Ab und zu habe ich physikalische Behandlungen, diverse Packungen, galvanische Behandlungen oder Massagen in Anspruch genommen, mit unterschiedlichem Erfolg.«

Anfang 50 wurden die Schmerzen immer massiver. Gabriela Böhm versuchte es, um die Muskeln zu stärken und die Schmerzen in den Griff zu bekommen, zuerst mit Ismakogie, also sanfter Bewegungslehre in der Gruppe, dann mit Feldenkrais in Einzelsitzungen und mit Yoga – zuerst in der Gruppe, dann mit Einzelsitzungen. »Meiner Meinung nach haben all diese Aktionen dazu beigetragen, dass die Wirbelsäule immer instabiler wurde und sich immer mehr und mehr verkrümmt und in sich verdreht hat. Vorher waren die Wirbel zwar verdreht, aber stabil. Durch die ständige Rotation, und auch weil ich so wenig Muskeln habe, wurde alles lockerer. Diese Versuche waren nach meinem Gefühl also kontraproduktiv.«

Gabriela Böhm gibt sich für ihre Schmerzen auch selbst die Schuld. Sie bezeichnet sich als »nicht gerade sportlichen Typ«. Sie meint, wenn sie ihr Leben lang Sport getrieben hätte, wären die Schmerzen nicht so schlimm geworden. »Ich war nie sportlich. Lieber habe ich ein Buch gelesen. Auch im Beruf habe ich meist gesessen. Meine Muskeln habe ich also nie wirklich trainiert. Ich wünschte, ich hätte mehr für meinen Körper getan.«

Sie konsultierte diverse Orthopäden und bekam physikalische Behandlungen verschrieben. Einmal sogar zehn Behandlungen auf einer Streckbank. »Das war sehr heftig und ein Erlebnis der besonderen Art. Außerdem hat man mir immer wieder versichert, wie arm und tapfer ich denn sei.« Mehr ist über einen langen Zeitraum nicht passiert. Später begann sie mit wöchentlichen physiotherapeutischen Behandlungen und Übungen. »Ich habe das gemacht, weil alle Orthopäden gesagt haben, ich soll turnen und Muskeln aufbauen. Bis endlich ein Arzt sagte, dass ich mich keinesfalls mehr aus dieser Skoliose aus eigener Kraft werde rausdrehen können und an eine Operation denken soll. Ich war froh, diese Übungen beenden zu können, denn sie funktionieren vielleicht bei jungen Patienten, bei mir aber nicht. Wenn ich versuchte, die Wirbelsäule in eine Richtung rauszudrehen, hat sie sich sofort in die andere Richtung verdreht. Der mir empfohlene orthopädische Chirurg meinte dann allerdings, dass eine Operation bei dem Zustand meiner Wirbelsäule nicht mehr möglich sei. Erst wenn ich im Rollstuhl sitzen würde, könne man versuchen, ob noch etwas repariert werden könnte. Daraufhin war ich zur

Schmerzbehandlung in einem Krankenhaus und bekam Infusionen sowie physikalische Gruppenübungen verordnet. Nach diesen Übungen hat sich mein Zustand verschlechtert, die Infusionen waren sinnlos.«

Es dauerte noch ein ganzes Jahr, bis sie einen Arzt fand, der bereit war, sie zu operieren. In der Zwischenzeit war sie bereits sehr stark nach rechts gekrümmt und konnte nur mehr kurze Zeit stehen oder gehen. »Mit knapp 60 Jahren wurde ich dann sieben Stunden lang operiert, die Brustwirbel Th11 bis Lendenwirbel L5 wurden verschraubt. Jetzt habe ich 13 Schrauben und zwei Stangen im Rücken und einen Buckel. Zwei der Implantate schmerzen beim Sitzen und beim Liegen. Im Zuge der Operation wurde leider das zentrale Nervensystem geschädigt und es kam zu einer Blasen-Mastdarm-Funktionsschwäche, die sich mit permanentem Harndrang – wie bei einer sehr starken Blasenentzündung – und Blasenentleerungsstörung sowie einer Darmentleerungsstörung äußert. Außerdem resultiert daraus eine Gangbildstörung. Ich möchte aber betonen, dass ich diese OP jederzeit wieder machen lassen würde, sie war trotz allem Schlechten, das sie brachte, sehr wichtig. Ich könnte sonst heute sicher nicht mehr selbständig leben und müsste im Rollstuhl sitzen.«

Das Hauptproblem seit der Operation ist für Gabriela Böhm, dass »das Nervensystem im Bereich des Steißbeines ununterbrochen feuert, jede Sekunde meines Lebens herrschen Unruhe und Reizung in meinem Körper. Entgegen den Prognosen hat sich das Nervensystem bis dato nicht regeneriert und ich lebe mit dieser Herausforderung nun schon seit über vier Jahren. Die Schmerzen, die von der Wirbelsäule und den Schrauben und Stangen ausgehen, sind grauslich, aber damit kann man lernen umzugehen, zum Beispiel, indem man sich hinlegt und sich zu entspannen versucht. Gegen die Nervenschmerzen hilft aber nichts. Da kannst du nichts machen. Die Nerven feuern ununterbrochen, weil sie beschädigt sind. Da helfen keine Medikamente, ich habe alles ausprobiert. Außer Cannabinoide, die dämpfen dieses Dauerfeuer, aber das weiß ich leider erst seit eineinhalb Jahren«.

Gepeinigt von den Nervenschmerzen, war sie völlig ratlos. »Der Umschwung kam, als mir im Juni 2016 eine Bekannte vom Schmerzkompetenzzentrum Bad Vöslau erzählte und ich dadurch zu Herrn Dr. Pinsger gekommen bin. Er hat mir probeweise Canemes 0,25 mg verordnet; der Erfolg hat sich umgehend eingestellt. Die Wirkung war sofort da, ich musste weder Tage noch Wochen warten. Es gab zu Beginn der Einnahme ein richtiges Hochgefühl, ich fühlte mich das erste Mal seit vielen Jahren wieder sehr gut.«

Gabriela Böhm konnte die Einnahme von anderen Schmerzmitteln reduzieren, wodurch sich ihr Leben stark zum Positiven gewendet hat. Die Schmerzen sind zwar noch da, aber geringer. »Ich würde sagen, sie sind um 30 bis 40 Prozent zurückgegangen, am Anfang der Einnahme war es sogar noch mehr. Den Reizungen durch das geschädigte Nervensystem ist die Spitze, das Gift genommen. Die Nervenschmerzen gehen zwar nie ganz weg, sind in irgendeiner Form immer präsent, weil eben das Nervensystem beschädigt ist und ständig feuert. Nie ist Ruhe in mir. Doch mit den Cannabinoiden habe ich nun ein Medikament, das mein aufgewühltes System zu einem gewissen Grad beruhigt. Würde ich es nicht nehmen, würde ich, ließe ich mich gehen, schreiend durch die Welt laufen. Das wäre die natürliche Reaktion auf ständige Schmerzen und Unruhe im Körper.«

Der Nachtschlaf ist nun erholsamer, die Stimmung viel besser und entspannter, die Phasen der Hoffnungslosigkeit weniger stark und weniger oft. »Canemes hilft mir dabei, mit meiner Situation besser umgehen zu können und hat mir einiges an Lebensqualität gebracht. Ich komme jetzt besser mit meinem Leben, wie es eben ist, zurecht, bin entspannter, ertrage alles besser. Sehe nicht alles tragisch, falle nicht mehr so schnell in ein Denken, das von Hoffnungslosigkeit geprägt ist.« Damit ihr »die Decke nicht auf den Kopf fällt«, trifft sie sich häufig mit Freunden und Bekannten. Das ist machbar, aber auch anstrengend. »Wenn ich dann wieder zu Hause bin, bin ich fix und fertig. An den Schmerzen bemerke ich sofort, wenn ich zu lange am Stück gesessen habe.« Abwechslung in der Bewegung ist wichtig, vor allem die liegende Position ist für sie entlastend, da hier die Nervenschmerzen am wenigsten feuern.

»Ich habe mithilfe von Herrn Dr. Pinsger und seiner Tochter erreicht, dass mir meine Krankenkasse die Kosten für die Cannabinoide erstattet. Das zu erreichen war nicht leicht; jetzt bin ich glücklich, es geschafft zu haben. Ich nehme eine bis zwei Kapseln zu je 0,25 mg vor dem Zubettgehen.« Zusätzlich lässt sie sich von Dr. Pinsger alle vier bis fünf Wochen infiltrieren.

Angst, Cannabinoide einzunehmen, hatte Gabriela Böhm nicht. »Erstens vertraue ich meinem Arzt, zweitens nehme ich eine Tablette und rauche keine Pflanze. Das würde ich auch nicht wollen, da es schwierig wäre, die richtige Dosis zu finden, und wie ich weiß, ist die exakte Dosis entscheidend für den Erfolg. Toll finde ich auch, dass Canemes keinerlei Nebenwirkung zeigt und man damit auch Auto fahren kann. Man wird davon nicht abhängig.« Von Antidepressiva hält sie wenig. »Ich habe sie probiert, sie haben mir aber nicht geholfen. Im Gegenteil: Ich wurde richtig depressiv davon und zum Teil auch aggressiv. Oft dachte ich damals, ich schmeiße mich vor den Zug. Ich wollte nur mehr essen und essen und essen. Ich habe sie dann ausgeschlichen, weil sie bei mir nur Nebenwirkungen, aber keine positive Wirkung gezeigt haben.«

Heute ist Gabriela Böhm wieder in der Lage, kürzere Strecken spazieren zu gehen, am liebsten mit einer guten Freundin. Körperlich ist sie natürlich gehandicapt, Reisen und anstrengende Tätigkeiten sind nicht möglich. »Ich bin zu 60 Prozent behindert und kann keine langen Strecken gehen, besonders nicht ohne Begleitung. Öffentliche Verkehrsmittel kann ich nicht benutzen, durch die Erschütterungen und Instabilität bekomme ich zusätzlich Schmerzen, die sich tagelang nicht mehr beruhigen.«

Wie viele andere Schmerzpatienten auch, versucht sie mit ihrer Belastung gut umgehen zu lernen und bedient sich dabei spiritueller Hilfe, indem sie Bücher liest und Vorträge besucht. »Manchmal hilft mir das sehr und manchmal zweifle ich an allem und fürchte, dass das alles Humbug ist.« Emotional aufrichten kann sie sich bei Reiki und japanischem Heilströmen. Das gibt ihr das Gefühl, selbst etwas für sich tun zu können. »Ich kann damit selbst etwas beeinflussen und muss nicht nur herumliegen. Es ist enorm wichtig, dem Ganzen nicht hilflos ausgeliefert zu sein, sondern selbst etwas tun zu können.«

Ihre Botschaft: Nicht aufgeben! »Man muss viele Ärzte konsultieren, bis man einen findet, der gut ist und zu einem passt. Suchen und finden, das ist für Schmerzpatienten die große Herausforderung. Bloß nicht zu früh die Flinte ins Korn werfen!«

Aufstehen, Krönchen richten und weiterkämpfen

ANGELIKA KOPFER-SCHULZ

Trotz der niederschmetternden Diagnose multiple Sklerose hat das Leben noch viel zu bieten. Dank Cannabinoiden und einem harmonischen Umfeld kommt Angelika Kopfer-Schulz gut durchs Leben.

Der Sommer 2003 ist ein Kapitel in meinem Leben, das ich gern streichen würde. Ich hatte wieder einmal Probleme mit meinen Augen. Diesmal sah ich keine Nebel wie früher schon öfter, sondern ich sah einen Teil des Gesichtsfeldes gar nicht. Es folgte dasselbe Prozedere wie schon die Jahre zuvor: Augenarzt, der nichts finden konnte und schließlich Überweisung an die Augenambulanz. Diesmal schien ich aber Glück zu haben – ein eigenartiger Ausdruck, wenn man das Ergebnis betrachtet: Ich kam zu einem Oberarzt, der zum ersten Mal nach vielen Untersuchungen verstand, wovon ich eigentlich sprach. Er behielt mich für drei Tage im Krankenhaus, um schnellstens eine MRT durchführen zu können. Zudem wurde auch eine VEP-Untersuchung angeordnet, eine Messung der visuell evozierten Potenziale. Dabei wird untersucht, wie lange ein optischer Reiz braucht, um vom Sehnerv bis zum Gehirn zu gelangen. Schien ja alles recht spannend, aber was sollte das bringen? Ich sah trotzdem zunehmend schlechter. Am dritten Tag dann die niederschmetternde Diagnose: multiple Sklerose. Man klärte mich über die chronisch-entzündliche Krankheit auf, die das zentrale Nervensystem betrifft; verstehen konnte oder wollte ich das alles aber nicht. Ich und krank? Nie im Leben!

Wer solch eine überraschende Diagnose schon bekommen hat, der weiß, man macht alle Phasen durch: Leugnung, Zorn, Traurigkeit, Verzweiflung, Vertiefung in die Materie, bis man sich dann endlich mit der Krankheit arrangiert. Ausständig für die wirklich exakte Diagnose war noch die Lumbalpunktion, die Untersuchung des Nervenwassers im Rückenmark, die ich aber bis 2004 hinausschob. Nicht, weil ich so ängstlich war, sondern weil ich damals noch meine Mutter zu pflegen hatte, eine Schlaganfallpatientin, halbseitig gelähmt. Es war eine Aufgabe, die ich fast 20 Jahre lang übernahm, und die mein Leben sehr geprägt hat. Die Punktion lieferte das gleiche Ergebnis: Die MS und ich waren nun ein Paar.

Man denkt ja dann sehr viel nach und ist im Nachhinein auch viel klüger. So weiß ich heute, dass viele meiner früher aufgetretenen Symptome der MS geschuldet waren. Augenprobleme hatte ich schon sehr zeitig, eigentlich seit dem Tod meines Vaters im Jahr 1995. Aber auch Gang- und Gleich-

gewichtsstörungen machten mir zu schaffen. Meine Empfin-
dungen spielten oft verrückt: Ich stieg in viel zu heißes Wasser,
weil mir mein linkes Bein das einfach nicht signalisieren wollte. Meine Wege zu Orthopäden, auch in die Ambulanz, hätte
ich mir sparen können. Sicher fand man einige Dinge an der
Wirbelsäule, die nicht mehr ganz in Ordnung waren, aber sie
waren nicht Auslöser für meine Beschwerden.

In den nächsten Jahren »verbrauchte« ich einige Neurologen, die mich mit Tabletten versorgten. Antiepileptika, Antidepressiva und Schmerztabletten zählten nun zu meinen täglichen Begleitern. Ich muss wahrscheinlich niemandem sagen,
wie diese Medikamente wirken. Um es auf einen Nenner zu
bringen: Sie machten mich kaputt. Sicher helfen sie auch, die
Beschwerden zu dämpfen, aber die Dosis, die man dafür
braucht, erschien mir einfach zu hoch. Erholsamen Schlaf zu
finden, wenn die Beine keine Ruhe geben, war nur durch hohe
Medikamenteneinnahme möglich. Wie der Morgen danach
aussah, daran mag ich heute gar nicht mehr denken. Ein fern-
gesteuerter Zombie blickte mir im Spiegel entgegen. Das
konnte es doch wohl nicht sein! Man muss ohnehin genug in
Kauf nehmen, wenn man von MS geplagt ist. Dazu gehören
die täglichen Injektionen oder die Infusionen mit Cortison
während eines akuten Schubes. Wobei ich auch hier beschloss:
Sollten nicht gerade meine Augen bei einem Schub extrem betroffen sein, wollte ich auf Cortison verzichten und den Schub
ganz einfach »aussitzen«. Das war dann auch leichter möglich,
als ich in Rente ging. Während des Arbeitslebens wäre das so
nicht durchzuhalten gewesen.

Die Pflege meiner Mutter hatte mir natürlich auch einiges abverlangt, und mein Körper zeigte mir ganz deutlich, wo es zwickte und zwackte. Irgendwann führte mich ein Arztbesuch zu Dr. Pinsger. Er bestätigte meine Skoliose, also meine verdrehte Wirbelsäule, meine Arthrosen, die Bursitis, also die Schleimbeutelentzündung an den Hüften, aber er meinte eben auch, meine Beschwerden könnten nicht allein orthopädische Ursachen haben. Ich erzählte ihm dann genauer über meine neuropathischen Schmerzen in den Beinen, über das Ameisenlaufen, das Brennen, die Krämpfe in der Nacht. Er nahm sich Zeit, mir zuzuhören, und erklärte mir, dass er schon seit vielen Jahren in der Schmerzbekämpfung mit Cannabinoiden arbeite und bot mir an, an seiner Studie teilzunehmen. Ohne zu zögern, sagte ich zu. Man machte mich darauf aufmerksam, dass es auch möglich sei, in die Gruppe der Placebo-Medikamente zu kommen, aber das war mir das Risiko wert.

Ganz ehrlich gesagt war ich mir zu Beginn der Studie mit Nabilon, wie das Präparat damals noch hieß, nicht ganz sicher, wirklich nur ein Placebo-Präparat erhalten zu haben. Ich konnte keine echte Schmerzlinderung feststellen. Ich bin aber kein Mensch, der schnell aufgibt, und ich kämpfte mich durch. Immer wieder gab es Evaluierungen, die ich für sehr wichtig halte, weil man hier doch gezwungen wird, viel genauer in seinen Körper hineinzuhören und -zuspüren. Es dauerte wirklich eine ganze Weile, ich getraue mich hier keine genauen Angaben mehr zu machen, bis ich merkte: Es tut sich etwas. Dabei möchte ich nicht einmal behaupten, die Schmerzen und Missempfindungen hätten nachgelassen, vielmehr machte sich in meinem Körper eine andere Art von Ruhe bemerkbar, die unangenehmen Gefühle waren leichter auszuhalten. Ich möchte es so beschreiben: Das Schmerzempfinden hatte sich sehr verändert. Die Grundstimmung und die Einstellung gegenüber Schmerzen verbesserten sich. Und nun war ich mir sicher, Nabilon eingenommen zu haben.

Nach und nach versuchte ich die anderen Medikamente wegzulassen, wobei dazu echte Selbstkontrolle notwendig ist. Ich stellte fest, mit immer weniger Medikamenten auszukommen. Ich brauche heute auch keine Blutdrucksenker mehr, das besorgt Canemes, wie das Cannabinoid nach der Zulassung jetzt heißt. Was ich zusätzlich noch zu mir nehme, ist ein Vitamincocktail in einer bestimmten Zusammensetzung, den ich in einem der vielen Bücher über multiple Sklerose, die in meiner Bibliothek stehen, entdeckt und ausprobiert habe. Dieser Cocktail hilft mir anscheinend recht gut, mein Immunsystem günstig zu beeinflussen. Dabei bleibe ich auch, denn Mittelchen aus der Natur schaden ja nur selten und wie man an Canemes sieht, sind sie manchmal das beste Mittel überhaupt.

Ich würde lügen, wenn ich sagte, dass immer alles ohne größere Schwierigkeiten über die Bühne geht. Es gibt immer noch Tage, wo ich mich nicht so wohlfühle, aber wer kennt die nicht? Ich habe versucht, mein Leben zu entschleunigen, was allein schon durch den Ruhestand zu einem großen Teil gelungen ist. Ich versuche, Dinge und Menschen, die mir nicht guttun, von mir fernzuhalten. Man sagt mir einen gewissen Hang zum Perfektionismus nach, was wohl auch stimmt – den kann ich nicht ganz ablegen, aber auch daran arbeite ich.

Tanzen wäre eine Bewegung, die mir absolut entgegenkommt, sie tut auch der Seele und dem Geist gut, nicht nur dem Körper. Line Dance war wirklich sehr lustig in einer kleinen Gruppe ohne Leistungszwang. Da haben mich aber leider meine Bursitis und mein Knie etwas ausgebremst, sodass ich die Tanzlaufbahn aufgeben musste. Dafür habe ich mich entschlossen, etwas für die verklebten Faszien zu tun und mich beim »Bewegten Faszientraining« angemeldet. Diese einstündige Einheit pro Woche kann ich nur empfehlen, denn bei MS-PatientInnen spielt die Spastik, also die krampfhafte Erhöhung der Muskelspannung, eine große Rolle. Man kann sie mit dieser Methode etwas im Zaum halten. Ein absolut wichtiger Fixpunkt ist der wöchentliche Termin bei meiner wunderbaren Cranio-Sacral-Therapeutin. Ohne sie wäre ich wahrscheinlich längst nicht mehr so gut in Schuss. Aber auch hier ist Vorsicht bei der Auswahl der Therapeuten geboten. Man muss einige testen, um die Qualität der Behandlung herauszufinden.

Das Leben hat noch immer viel zu bieten. Man muss lernen, sich auch an Kleinigkeiten zu erfreuen, wenn die großen Abenteuer vielleicht nicht mehr an unsere Tür klopfen. Mein Leben ist sehr ruhig, mein Mann ist mir bei allem eine große Stütze. Er ermutigt mich auch immer, Dinge auszuprobieren, die mir eventuell helfen könnten, wie zum Beispiel das Faszientraining. Wir leben eine wunderschöne Partnerschaft und freuen uns täglich, dass wir uns haben. Unsere drei Kater sind zwar manchmal schon anstrengend, aber wir lieben sie und auf ihre Art geben sie uns auch sehr viel an Zuneigung zurück.

Ich weiß nicht, ob es das zunehmende Alter ist oder ob mich das doch sehr fordernde Leben zu dem Menschen gemacht hat, der ich heute bin. Es ist auch müßig, darüber zu grübeln. Ich bin zufrieden, hadere nicht mehr mit meiner Krankheit und bin dankbar, mit Cannabinoiden so gut durchs Leben zu kommen. Es ist schön und wichtig, dass es Menschen gibt, die sich für ihre Überzeugung einsetzen und dafür kämpfen, denn der Weg bis zur Zulassung von Canemes war sicher ein harter und steiniger für Dr. Pinsger und seine Mitstreiter. Das ist zurzeit auch ein kleiner Wermutstropfen, mit dem ich zu kämpfen habe. Denn so schnell und problemlos mir das Medikament zu Beginn von meiner Krankenkasse bewilligt worden ist, so umständlich und langwierig ist es heute oft, bis ich meine Medikamente bekomme. Dabei müsste man doch auch an der zuständigen Stelle sehen, dass ich seither viel weniger andere Medikamente benötige. Aber das ist kein Grund zum Verzweifeln. Wie heißt es so schön: Aufstehen, Krönchen richten und weiterkämpfen. Es lohnt sich!

Schmerzen als Spiegel der Seele

Das ist Wolfgang: ein erfolgreicher Unternehmer, Leistung ohne Ende, schuften von Jugend an. Seine wahre Leidenschaft, das Trompetespielen, hatte da kaum Raum. Die Rechnung für sein leistungsorientiertes Leben bekam Wolfgang knallhart präsentiert: jahrelange Schmerzen und heftiger Drehschwindel. Dank einer Lebensumstellung und der richtigen Medikamente ist er heute weitgehend schmerzfrei und freut sich wieder seines Lebens.

1985 bekam Wolfgang die Diagnose Morbus Menière. Es handelt sich dabei um eine Erkrankung des Innenohrs, bei der ein Druckgefühl im Ohr, über Stunden andauernder Drehschwindel, Übelkeit und Erbrechen auftreten. »Ich war damals 25 Jahre jung. Hatte Hörstürze am laufenden Band. Der Schwindel war so stark, dass ich ständig weggekippt bin. Die Ärzte sagten mir, dass da keine Hilfe möglich sei und ich damit leben muss«, so der heute 58-Jährige. Was folgte, war eine Tour durch viele Arztpraxen, eine lange Suche nach Hilfe.

Wolfgang begann bereits mit 15 Jahren im elterlichen Gasthof und in der Fleischerei zu arbeiten. »Und zwar sieben Tage in der Woche. Begonnen haben die Tage zwischen zwei und vier Uhr morgens und geendet hat die Arbeit erst am Abend. Ich wurde sehr streng erzogen, ich kannte nur Arbeit. Genauso wie mein Vater und meine Mutter. Sie wuchsen im Krieg auf und kannten die Armut. Für sie und auch für mich gab es nur ein Motto: arbeiten, den Betrieb aufbauen. Arbeit, sonst gab es nichts.«

Er absolvierte die Hotelfachschule, dann die Fleischerlehre, wurde Meister. Was er wirklich wollte, das interessierte niemanden. »Einmal hat mich mein Vater im Gasthaus am Stammtisch gefragt, was ich werden will. Ich war damals 14 Jahre und sagte, dass ich Musik studieren will. Alle lachten, man sagte mir, dass man damit sein Leben nicht bestreiten kann.« Damit war der Wunsch des Juniors ad acta gelegt, im Herzen freilich brannte er weiter. Erst mit 21 Jahren setzte er seinen Wunsch um und betrieb ein Privatstudium für Trompete. Das ging natürlich nur nebenher, denn er war weiterhin voll im elterlichen Betrieb eingespannt. Tagsüber harte körperliche Arbeit, am Abend fuhr er nach Wien an die Staatsoper, um Trompete zu spielen.

1988 musste Wolfgang schließlich den elterlichen Betrieb übernehmen. Ein Umstand, der seine Beschwerden weiter anheizte. Seine Halswirbelsäule schmerzte und der Drehschwindel wollte kein Ende nehmen. Ständig kippte er weg und fiel zu

Boden. Ein Arzt meinte, das käme vom Trompetespielen. Die Arbeit wurde immer mehr, der Betrieb wuchs, wurde ausgebaut, der Erfolg durch Preise und Anerkennungen sichtbar. »Von überall her kam die Anerkennung, nur vom Vater nicht«, so Wolfgang. Da er aufgrund der vielen Arbeit keine Zeit mehr für die Musik hatte, verkaufte er frustriert seine beiden Trompeten. Die Gesundheit litt immer mehr und er entschied sich, doch wieder ein Instrument anzuschaffen.

Nebenher konsultierte er viele Ärzte, Orthopäden und auch Alternativmediziner. Nichts funktionierte, nichts half. Eine Zeit lang gelang es ihm, mit viel Sport die Schmerzen ein wenig im Zaum zu halten, doch das hielt nicht an. 2001 ging Wolfang schließlich in ein Krankenhaus. »Da ich wegen der Arbeit und des Sports, Laufen und Krafttraining, einen athletischen Körper hatte und die Untersuchungen nichts ergaben, sagte man mir, dass mir nichts fehle. Tag und Nacht hatte ich Schmerzen in der Halswirbelsäule und solchen Schwindel und musste mir sagen lassen: Sie haben nichts!« Mittlerweile hatte der Betrieb 56 Angestellte, Wolfgang war Geschäftsführer. Wegen seines beruflichen Erfolgs war er ein gefragter Geschäftspartner und übernahm immer wieder neue Projekte. »Die mich schließlich fast ruiniert haben. Ich musste all meine Energie einsetzen, um den eigenen Betrieb zu retten. Ich arbeitete nach wie vor sieben Tage die Woche, ohne jeden Urlaub. Ich war kein Mensch mehr, nur ein Arbeitstier.«

Immer noch auf der Suche nach Hilfe, lernte er 2004 Dr. Pinsger kennen. »Das war der Moment, als sich mein Leben zum Positiven verändert hat. Das ist jetzt 14 Jahre her.« Unter-

suchungen ergaben, dass sich zur schmerzenden Halswirbelsäule Bandscheibenvorfälle in der Lendenwirbelsäule gesellt
hatten. Erst der Einsatz von Opiaten brachte für Wolfgang die
überraschende Erfahrung von zeitweiliger Schmerzfreiheit:
»Das gibt es ja gar nicht, dachte ich. Dass das noch möglich ist.«
20 bis 25 Spitalsaufenthalte bei Dr. Pinsger folgten. 2009 dann
testete er erstmals Nabilon, eine Kapsel mit 0,25 mg am Abend.
»Das brachte sofort Erleichterung. Mein Leben begann sich
nun zu bessern.« Am auffälligsten bezeichnet er die entspannende Wirkung des Präparats. »Das Empfinden verändert sich.
Wenn ich nachts mal nicht schlafen kann und zwei Stunden
wach liege, kommt mir das nur wie zehn Minuten vor; es ist
kein Drama mehr und ich fühle mich nicht mehr gerädert. Die
Schmerzen treten durch das Medikament in den Hintergrund.
Man wird nicht berauscht, es wirkt also nicht so wie Alkohol
und Drogen. Man fühlt sich ganz normal, bloß entspannter. Ich
habe es immer gut vertragen, habe keine Nebenwirkungen bemerkt, habe auch nicht zugenommen. Es stellt keine Belastung
für den Körper dar und hat einen positiven Einfluss auf die Psyche. Das Medikament ermöglicht mir seit damals schmerzfreie
Zeiten. Vor ein paar Jahren habe ich es einmal für ein halbes
Jahr abgesetzt. Es gab keine Entzugserscheinungen, man kann
also ganz einfach aufhören. Später habe ich mich aber wieder
für Nabilon, das nun Canemes heißt, entschieden, weil es mir
mit dem Medikament besser ging als ohne.« Seitdem nimmt
Wolfang Canemes täglich. »Das hat mich bis heute leistungsfä-
hig erhalten, auch wenn ich nun absichtlich Schritt für Schritt
weniger leiste und ab und zu auch mal gar nichts tue. Heute

kann ich wieder Auto fahren, was vorher wegen der Schmerzen und des Schwindels nicht möglich war.«

Cannabinoide wurden für Wolfgang zum Teil der Heilung, aber nicht zum Wundermittel schlechthin. »Man muss auch seine Lebensumstände und Einstellungen verändern und zusehen, dass man den Stress wegbekommt und dass das Leben wieder Spaß macht.«

Er begann mit Begleitung von Dr. Pinsger sein Leben neu zu ordnen, reduzierte seine Belastungen und die Arbeit, versuchte, nicht immer 100 Prozent zu geben und seinen Perfektionismus zu beenden, spielte wieder Trompete mit Freunden und schrumpfte die Firma gesund. Das nahm ihm einigen Druck von den Schultern. Canemes und Opiate in Kombination halfen ihm, auch die schwierige Zeit der wirtschaftlichen Neuordnung durchzustehen. Belastend empfand und empfindet Wolfgang immer noch, dass die Krankenkasse die Kosten des Medikaments nicht übernimmt. »All die Jahre zahle ich Höchstbeiträge, war noch nie auf Kur, aber das Einzige was mir wirklich hilft, das zahlen sie nicht«, sagt er enttäuscht und verärgert. »Ich kann es mir zwar leisten, aber was ist mit all denjenigen, denen es auch helfen könnte, die es sich aber nicht leisten können?«

Rückblickend auf seine lange Schmerzlaufbahn liegen für Wolfgang die Ursachen seines Leidens auf der Hand: »Die liegen in der Kindheit. In der strengen Erziehung, weil ich kaum Musik machen konnte. Heute weiß ich: Der Schmerz kommt aus der Seele. Das können nur Menschen verstehen, die chronische Schmerzen am eigenen Leib erfahren haben. Zusätzlich wurde durch die harte körperliche Arbeit meine Wirbelsäule verschlissen. Trotz allem habe ich meinen Weg gefunden. Und natürlich habe ich meinen Eltern längst verziehen, sie hatten selbst ein hartes Leben und kannten es nicht anders.« Wolfgang hat aus seinen Schmerzen gelernt und sich seine eigene Sichtweise zugelegt. Er empfiehlt jedem chronisch schmerzkranken Patienten, sich ausführlich und ehrlich mit seinem Leben auseinanderzusetzen. »Man sollte sich fragen: Was mache ich eigentlich die ganze Zeit? Macht es mir Spaß, was ich tue? Am besten schaut man sich genau seine Arbeit, die Beziehungen und das Umfeld an, sonst gibt einem der Körper die Antwort. Zum Beispiel durch Schmerzen an der Wirbelsäule. Das ist oft der Beginn von chronischen Erkrankungen, wenn man die Schmerzen ignoriert. Jeder sollte achtsam sein, was da passiert!«

Wolfgang vergleicht das Leben mit einer Zwiebel. »Der Mensch besteht aus vielen Schichten. Um zu seinem Kern vorzudringen, muss man sich Schale für Schale ansehen und ablegen. Im Inneren wartet unser eigentliches Ich. Dringe ich so weit vor, treffe ich auf die chronischen Schmerzen, die man sich ansehen kann und die, wenn man einiges richtig macht, bald der Vergangenheit angehören.« Wolfgang hat seine chronischen Schmerzen weitgehend überwunden. »Meist geht es mir sehr gut, oft sogar super. Auch der Schwindel ist seit Jahren weg. Ich bin kein chronischer Schmerzpatient mehr, dank Canemes, eines neuen Lebensstils und der einzigartigen Liebe meiner Frau, die mir sehr geholfen hat, diesen Weg zu finden und zu gehen.«

Zurück ins Leben gekämpft

MARTINA FEUCHTL

Ein schwerer Autounfall riss Martina Feuchtl aus ihrem angenehmen Leben. Schwere Verletzungen und Schmerzen galt es zu verkraften. Dank Cannabinoiden und eines guten familiären Umfelds gelang ihr ein Neuanfang.

Mein Name ist Martina Feuchtl. Ich bin 59 Jahre alt, verheiratet, habe zwei Söhne, zwei Schwiegertöchter und vier Enkelkinder. Am 11. Januar 1995 änderte sich mein Leben radikal. Durch einen sehr schweren Autounfall wurde ich aus einem gesunden, schmerzfreien und aktiven Leben gerissen. Ich war sofort im Koma, erlitt ein ziemlich schweres Schädel-Hirn-Trauma mit beidseitiger Gehirnblutung, Becken- und Hüftzertrümmerung rechts, beidseitigen Schambeinastbruch, Kompartmentsyndrom, wobei die Gefäße des linken Armes abgestorben sind, und Pankreatitis.

Mit dem Rettungshubschrauber wurde ich ins AKH Wien geflogen. Dort lag ich erst einmal vier Wochen auf der Intensivstation im künstlichen Tiefschlaf. Dreieinhalb Monate verbrachte ich insgesamt im AKH. Mein Becken wurde verplattet und verschraubt, bei der rechten Hüfte konnte die Pfanne, jedoch nicht der Kopf wiederhergestellt werden. Dafür musste ich drei Monate an der Extension, also der Streckung des Gelenks, hängen. Mir wären sehr viele Schmerzen erspart geblieben, wenn es damals schon Cannabinoide für mich gegeben hätte.

Als ich nach vier Wochen aus dem künstlichen Tiefschlaf geholt wurde, wusste niemand, wie mein Zustand sich entwickeln würde. Aber ich kämpfte, denn meine Söhne, die damals 15 und zehn Jahre alt waren, gaben mir enorme Kraft. Ich musste einfach kämpfen. Sehr vieles musste ich wieder lernen, zum Beispiel Daten aus meinem Leben, die Daten meiner Familienangehörigen, diverse Nummern, konzentriertes Lesen, auch fielen mir manche Wörter und Namen nicht mehr ein. Durch intensive Arbeit mit meiner Familie konnte ich Erfolge verbuchen. Doch das Schwierigste war, überhaupt wieder zu sitzen und dann mit Krücken zu gehen.

Nach drei Monaten musste ich wieder ins AKH, um aus dem Becken zwei störende Schrauben zu entfernen. Das war wieder ein Rückschritt. Danach kam ich zur Reha in den Weißen Hof nach Klosterneuburg. Ich musste mich anstrengenden Therapien unterziehen. Durch intensives Training lernte ich wieder ohne Krücken, ohne zu hinken und ohne Schonhaltungen zu gehen.

Doch mein Leben war von diesem Zeitpunkt an geprägt vom Schmerz. Es folgten noch etliche Operationen, unter anderem zwei Abtragungen von Exostosen, also Knochenwucherungen, im Becken, wiederholte Entfernung störender Schrauben und Platten, und ein akuter, äußerst schmerzhafter Bandscheibenvorfall bei zwei Wirbeln in der Halswirbelsäule. Meine verletzte rechte Hüfte schmerzte extrem.

2006 konnte ich nur mehr unter argen Schmerzen gehen, woraufhin mir im AKH eine Hüft-Totalendoprothese implantiert wurde. Diese Operation war jedoch schlimmer als gedacht, da Verkalkungen und Verwucherungen abgetragen werden mussten, bevor die Hüftgelenksendoprothese eingesetzt werden konnte. Körperlich und psychisch wieder ein Rückschritt für mich.

Danach konnte endlich meine gezielte Schmerztherapie bei Herrn Dr. Pinsger beginnen – nach etlichen erfolglosen sogenannten Schmerztherapien bei diversen anderen Ärzten. Meine Medikation bestand damals aus Morphin, Antidepressiva und Antiepileptika. Mein Leben bestand aus Ärzten, Therapien und zeitweiliger Mutlosigkeit. Ich war eine richtige Perfektionistin und es belastete mich enorm, wenn ich etwas nicht so schaffte, wie ich wollte. Dadurch übernahm ich mich zeitweise, was sich dann in Schmerzen äußerte. Auch meine Schlafprobleme nahmen durch die Schmerzen überhand, da ich jede Bewegung in der Nacht spürte. Durch Dr. Pinsger lernte ich, *Nein* zu sagen, meinen Perfektionismus abzulegen und meinem Körper Ruhe zu gönnen.

Dann machte Herr Dr. Pinsger eine Studie über die Verwendung von Cannabinoiden in der Schmerztherapie. So bin ich zu Canemes gekommen. Das war der absolute Glücksfall. Meine Schlafprobleme besserten sich spontan. Ich konnte endlich nach Jahren wieder durchschlafen. Ein unbeschreibliches Gefühl. Ich hatte wieder mehr Lebensqualität, da ich am Morgen ausgeruht war. Mein psychischer wie physischer Zustand besserte sich. Meine Familie bemerkte dies sehr wohl, denn vorher war ich oft aufbrausend und einfach nicht entspannt gewesen, weil mich die Schmerzen beherrscht hatten. Jetzt habe ich die Kraft, die Schmerzen zu beherrschen.

2010 hatte ich eine Alif-Operation, eine Verschraubung in der Lendenwirbelsäule. Zu diesem Zeitpunkt nahm ich aber schon das Cannabinoid. Ich verkraftete die Operation und die Folgen – ich musste einige Wochen nur auf dem Rücken liegend verbringen – viel besser, da ich Ruhe fand. Durch Canemes konnte ich meine Medikation verringern und Morphin gänzlich weglassen. Das war für mich ein großartiger Erfolg. Da Herr Dr. Pinsger diese Studie machte, bekam ich Canemes immer durch ihn. Wir wollten es auf Rezept, doch die Krankenkasse bewilligte es nicht und lehnte es wiederholt ab. Mithilfe des Schmerzverbandes und bestehender Rechtsschutzversicherung gelang es mir schließlich doch, Canemes auf Rezept zu bekommen. Es war ein steiniger Weg bis dorthin, aber ich bin glücklich und stolz, eine der Pionierinnen zu sein, die Canemes auf Rezept bekommt.

Man glaubt es kaum, doch im Mai vorigen Jahres bin ich insgesamt elf Kilometer durch Rom gewandert. Ich war unendlich stolz auf mich. Ohne Cannabinoide hätte ich das nicht geschafft, da ich gar nicht die Kraft dazu gehabt hätte.

Mittlerweile habe ich vier Enkelkinder im Alter von acht, zweieinhalb und eindreiviertel Jahren; die Jüngste ist sieben

Monate alt. Sie sind überhaupt der beste Ansporn. Und ihre Liebe ist auch »Schmerztherapie«. Doch ich weiß nicht, wo ich ohne die Cannabinoide wäre. Ich hätte sicher diese Kraft nicht, meinen Alltag und alles zu schaffen.

Die Wirbelsäule ging auf
wie ein Reißverschluss

CLAUDIA KERN

Elf Operationen in jungen Jahren haben Claudia Kern nicht brechen können. Die Wirbelsäule mag defekt sein, der Mensch ist intakt und lebt bewusst die guten Momente im Jetzt.

Viel Sport machen sollte sie bereits als Kind, und genau das tat Claudia Kern (Name geändert). Auch als sich in der Pubertät nicht Pickel, sondern Schmerzen im Rücken einstellten, trieb sie weiterhin fleißig Sport – Reiten, Schwimmen, Leichtathletik. »Durchbeißen«, lautete das Motto. Claudia Kern biss sich durch. Dass ein junger Mensch echte Schmerzen haben sollte, wurde nicht ernst genommen. Nicht nur der Rücken bereitete Sorgen, auch die Lebensumstände waren nicht ideal. Die Familie übersiedelte berufsbedingt von Innsbruck nach Wien. »Wir waren drei Kinder und plötzlich war die Mutter mit uns auf sich alleine gestellt, der Vater hatte uns verlassen. Dann wurde meine Mutter krank und ich musste mich im Grunde schon von klein auf um sie kümmern. Ich hatte damals viel Druck, auch wenn mir das nicht so bewusst war.«

Mit 25 Jahren wurde Claudia Kern schwanger und brachte einen gesunden Sohn zur Welt. Die Schmerzen, die sie all die Jahre begleiteten, versuchte sie mit Physiotherapie und Tabletten zu bewältigen. Drei Jahre später war sie wieder guter Hoffnung, ihr zweites ersehntes Kind wuchs im Bauch heran. Doch plötzlich spitzten sich die Probleme zu: Ihre Wirbelsäule hielt der Schwangerschaft nicht stand. »Es hieß, ich müsse die riesigen Schmerzen ohne Medikamente aushalten, nach der Geburt würde eine Therapie alles wieder gut werden lassen.« Das Mädchen musste per Notkaiserschnitt zur Welt gebracht werden. »Nach dem Aufwachen war meine rechte Körperhälfte zum Teil gelähmt, ich konnte das Bein und den Fuß nicht mehr bewegen.« Zwei Tage später erfolgte eine erste Operation an der Wirbelsäule. Deshalb konnte sich die junge Mutter kaum um ihr Neugeborenes kümmern und durfte noch immer keine Schmerzmedikamente nehmen.

2007, sieben Jahre nach der Geburt, folgte eine traumatisierende Zeit. »Die Wirbelsäule ging wie ein Reißverschluss auf«, so Claudia Kern. Eine Bandscheibe nach der anderen ging »kaputt«. Es waren stark ausgeprägte Bandscheibenschäden, soll heißen, dass der Bandscheibenfaserring so stark aufgeplatzt war, dass eine größere Menge an Bandscheibenkerngewebe in den Rückenmarkskanal austrat. »Und dabei hatte ich meine beiden Kinder zu betreuen und musste auch noch meine Mutter pflegen. Mein Mann war beruflich viel unterwegs und alles blieb an mir hängen.« So tat die schmerzgeplagte junge Mutter, was die meisten Patienten machen: Sie tingelte auf der Suche nach Hilfe von einer Schmerzambulanz zur nächsten, schluckte große Mengen an Tabletten, zahlte eine Menge Geld für alle möglichen Therapien, welche ihre Hoffnungen nicht erfüllten. Noch keine 30 Jahre alt, nahm sie hoch dosierte Opiate, Antidepressiva, teure Schmerzpflaster, ließ Ablationen, also Verödungen von Nerven, und Radiofrequenztherapie über sich ergehen. »Ich habe tausende Euro investiert, um irgendwie überleben zu können. Genützt hat es wenig bis nichts.«

Claudia Kern überlebte, doch als »Leben« würde sie diese Jahre nicht bezeichnen wollen. Sie versuchte, eine gute Mutter zu sein, und hielt ihre Probleme vor den Kindern so gut es ging fern. Von den Opiaten wurde ihr immer wieder schlecht. Als sie deswegen wieder einmal ins Spital musste, wurden die Medikamente abrupt abgesetzt. »Ein langsames Ausschleichen wäre nötig gewesen. Der kalte Entzug war äußerst heftig, ich hatte nicht gewusst, wie süchtig ich offenbar nach den Opiaten bereits war«, so Claudia Kern.

Später testete sie wegen einer Neuropathie am Bein ein neues Opiat. Hauptproblem blieb aber die Wirbelsäule. Mittlerweile war die siebte Operation überstanden, danach folgten sieben Monate ambulante Reha. »Ich war damals 36 Jahre jung, hatte zwei kleine Kinder und musste mühsam selbst wieder gehen lernen. Zudem hatte ich bereits Implantate in der Halswirbelsäule und der Lendenwirbelsäule und auch verletzte Nerven. Einmal bekam ich im Urlaub Lähmungserscheinungen, ich konnte meinen Vorfuß nicht mehr heben und musste sofort operiert werden. Leider ist bei einigen Operationen auch vieles schiefgegangen. Die Folge waren wieder hoch dosierte Opiate. Mein einziges Ziel in dieser Zeit war, die Tage zu überstehen.«

Freunde zu treffen, Sozialkontakte oder Freude am Leben, das war in dieser Zeit nicht möglich. Im Gegenteil: Auch die Ehe wurde geschieden. »Nach 21 Jahre Ehe war es dann leider aus, die Partnerschaft war nicht mehr zu retten. Mit einem Schmerzpatienten zu leben ist eben nicht leicht. Durch die Schmerzen und die Opiate hatte ich auch keinerlei sexuelles Verlangen mehr, was kein Wunder ist, wenn einem nur noch schlecht ist und Magen und Darm rebellieren.«

2010 kam der Umschwung. Wieder einmal musste Claudia Kern mit großen Schmerzen ins Krankenhaus, wo sie auf Dr. Pinsger traf. »Er hat mich anders behandelt als alle Ärzte bisher, hat mich als Mensch beachtet, hat sich alles genau angesehen. Er meinte, wir müssten von den vielen Operationen wegkommen. Und von den Opiaten. Die Behandlung bestand nun aus Psychotherapie, Physiotherapie und Injektionen. Und aus Nabilon, heute Canemes.

Dank der Cannabinoide habe ich es schließlich geschafft, von den Opiaten wegzukommen und wieder klar zu werden im Kopf. Eineinhalb Jahre hat dieser Prozess gedauert, bis ich die Opiate endlich völlig los war. Den Cannabinoiden verdanke ich viel. Ich konnte wieder durchatmen. Die Schmerzen waren zwar nicht einfach weg, doch ich spürte kein Drama mehr in meinem Leben. Alles ging nun leichter, entspannter. Langsam, sehr langsam konnte ich auch wieder Sozialkontakte aufnehmen, mich meinen Freunden widmen. Zuvor hatte ich immer alle Einladungen absagen müssen, weil es mir nicht gut ging. Das kann und will natürlich auf Dauer kein Mensch hören. Weder Angehörigen noch Freunden ist das zumutbar und erträglich. Doch jetzt ging es wieder bergauf, wenn auch in kleinen Schritten. Auch konnte ich wieder anfangen, in Teilzeit zu arbeiten. Ich hatte das Glück, in einem Familienbetrieb zu arbeiten, wo ich, je nachdem, wie es mir ging, mal mehr und mal weniger arbeiten konnte.«

Die Wirkung von Canemes beschreibt sie so: »Ich habe es rund eineinhalb Jahre regelmäßig eingenommen. Die Wirkung hat schon nach wenigen Tagen eingesetzt. Schmerzmäßig habe ich anfangs kaum eine Veränderung bemerkt, auffallend war aber, dass ich rasch eine Art Abstand zum Schmerz erfahren habe. Auch ist wohl die Schmerzschwelle angestiegen. Man kommt dadurch zur Ruhe, entspannt sich. Endlich konnte ich wieder gut schlafen – das ist mir sehr abgegangen. Wie könnte man mit Schmerzen schon gut schlafen? Mit Canemes kann man zwar keine Bäume ausreißen, doch das muss auch nicht sein. Ich bin so froh, dass ich etwas habe, das mir guttut und mich entspannt, das Drama im Kopf nimmt. Ich hatte während meiner Canemes-Zeit noch zwei letzte Operationen, auch dabei hat mir das Mittel geholfen, indem es mir die massiven Ängste genommen hat. Ich hatte mittlerweile immer schon Panik vor einer Operation, das war nun nicht mehr der Fall.

Das Gute an diesem Medikament ist auch, dass es mich nicht süchtig macht und ich jederzeit damit aufhören kann. Es gibt keinerlei Sucht. Und vielleicht das Wichtigste: Es nimmt einem die Angst. Angst vor den Schmerzen, vor der Zukunft, wie es weitergehen wird. Angst führt zu Verspannung und damit zu noch mehr Schmerzen. Dieser Kreislauf wird durchbrochen. Zusammenfassend kommt es mir so vor, dass mich die Cannabinoide und natürlich die gute ärztliche Betreuung gerettet haben.« Geholfen hat ihr auch das Buch »Schmerzen wegdenken« von Dr. Karl Isak. Sie nahm Kontakt zu dem Doktor auf und nahm bei ihm psychologische Betreuung in Anspruch, die ihr sehr half.

Heute kommt Claudia Kern ohne Medikamente aus. Ab und zu, wenn sie einen Schmerzschub kommen spürt – vor allem in der feuchtkalten Jahreszeit –, nimmt sie bei Bedarf Canemes. Alle vier Wochen lässt sie sich eine Injektion geben, doch all die Medikamente, die sie über viele Jahre hinweg eingenommen hat, sind Vergangenheit. Die Schmerzen freilich sind immer noch Bestandteil ihres Lebens. »Sie sind da, mal mehr, mal weniger. Mal wird ein Nerv bedrängt, mal schmerzt eine Operationsnarbe. Doch die Schmerzen prägen mich nicht mehr so wie früher. Heute gibt es auch wieder Lachen und Freude. Ich habe mir einen großen Hund angeschafft und muss mit ihm viel in die Natur gehen, das hält mich auf Trab. Auch sonst stimmt alles: Ich habe ein sehr gutes Verhältnis zu den Kindern und jetzt auch wieder eine Beziehung. Seit zwei Jahren ist das Leben absolut lebenswert, ich habe meinen Anker gefunden.

Ich weiß zwar, dass mein Körper nicht so funktioniert, wie er sollte, und ich spüre stets, dass ich viel hinter mir und viel gelitten habe. Mir ist auch klar, dass meine Gesundheit fragil ist und jederzeit wieder etwas auftauchen kann. Dennoch kann ich nun das Heute genießen und warte nicht auf die nächste Katastrophe, die möglicherweise mal kommen könnte. Ich bin gut betreut und habe mein Leben wieder selbst in der Hand. Es gab Zeiten, da habe ich mir wirklich nicht mehr vorstellen können, dass sich alles zum Guten wenden kann.«

Cannabinoide als Akutbehandlung

DR. VIKTORIA LANG

Ein schmerzhafter Skiunfall brachte die pensionierte Ärztin Dr. Viktoria Lang dazu, zum ersten Mal in Ihrem Leben zu Cannabinoiden zu greifen. Das Ergebnis: dauerhafte Schmerzfreiheit nach sechs Tabletten.

»Ich weiß, dass meine Schmerzen im Vergleich zu denen vieler anderer Patienten eigentlich kaum der Rede wert sind, aber vielleicht ist es dennoch gut, wenn man zeigt, dass man mit Cannabinoiden auch Patienten wie mir, die akute Schmerzen haben, gut helfen kann«, sagt Dr. Viktoria Lang, praktische Ärztin in Rente und Cousine von Dr. Martin Pinsger.

Es war im Februar 2017, Viktoria Lang carvte auf Skiern einen Berg hinunter, als sie von einem anderen Skifahrer gerammt wurde. Sie wurde dabei am Oberarm verletzt und erlitt einen knöchernen Ausriss am Oberarmkopf. Nach Erstversorgung im Krankenhaus wurde sie nach Hause entlassen. Danach schien alles seinen Gang zu gehen, die Wundheilung schritt gut voran, die Physiotherapie brachte die gewünschte Beweglichkeit zurück. »Bis ich auf einmal in der Nacht furchtbare Schmerzen im Oberarm und in der Schulter hatte. Ich bin kein empfindlicher Mensch und halte einiges aus, aber dieser Schmerz war so arg, ich wusste nicht mehr wohin mit meinem Arm.« Am folgenden Tag schien dann wieder alles in Ordnung, sie atmete erleichtert auf, bis der Abend kam. Erneut peinigten sie die Schmerzen und ließen sie kaum schlafen. Sie nahm Schmerzmittel, doch die brachten keine oder kaum Erleichterung. »Das ging dann wochenlang so. Am Tag war es gut oder zumindest auszuhalten. Die Nächte aber waren schlimm.«

Anfang April traf sie anlässlich einer Fastenwoche ihren Cousin Dr. Pinsger. Er sah sich den Arm an, erkannte dessen gute Beweglichkeit und dass der Heilungsverlauf eigentlich in Ordnung war. Doch gegen die Schmerzen musste etwas getan werden. Er verschrieb ihr Canemes, einen Versuch, so meinte er, sei es wert. »Nun, da die normalen Medikamente nichts nützten, dachte ich mir, na gut, ich probiere das eben. Nach der ersten Tablette war ich sehr benommen und dachte nur, o weh, das bringt nichts, die Schmerzen sind immer noch da. Ich gab dem Präparat drei Tage Zeit. Entweder wirkte es bis dahin, oder eben nicht. In der zweiten Nacht dann wurde es etwas besser und in der dritten Nacht, nach der dritten Tablette, war der Schmerz schlagartig weg. Vollkommen weg.« Nach drei Tabletten legte Viktoria Lang sie wieder zurück in den Apothekenschrank und nahm keine weiteren ein. »Es war eine Akutbehandlung bei mir, sie hat gewirkt, warum sollte ich das Medikament also länger einnehmen?«

Vier Wochen später überraschte sie eines Nachts wieder der ungebetene Gast namens Schmerz. Auch diesmal vertrieb er den Schlaf und machte die Nächte lang und aufreibend. »Nach zwei Wochen wurde es mir zu bunt, ich war die Schmerzen leid und sah schon aus, als sei ich 80 Jahre alt. Ich stand auf und holte die Canemes aus dem Schrank. Wieder hat es drei Nächte, also drei Tabletten gebraucht, bis die Schmerzen komplett weg waren. Ich nahm insgesamt also nur sechs Tabletten und bin seitdem völlig schmerzfrei. Die Schmerzen, die bin ich los, so viel kann ich sagen, ich habe auch nie wieder eine Tablette gebraucht. Durch die rasche Einnahme habe ich verhindert, dass der Schmerz chronisch wurde; so konnten keine Schmerzbahnen im Nervensystem gebildet werden. Ich kenne viele Leute mit Schmerzen im Schulter-Arm-Bereich, vielleicht könnte ihnen das auch helfen. Mir jedenfalls hat es phänomenal geholfen. Für mich hat sich der Versuch auch deshalb gelohnt, weil mir ein dauerhafter Schmerz erspart geblieben ist.«

Neige dich noch einmal
Dir selbst zu
lausche dem Herzen
nun kannst Du Dir sicher sein
alles stimmt und ist richtig

MICHAEL LEHOFER

Nachwort

Ich bin sehr froh und dankbar, dass ich dieses Buch schreiben konnte. Einerseits hatte ich in den vielen Wochen die Gelegenheit, meine eigene Geschichte als Arzt und Schmerztherapeut noch einmal Revue passieren zu lassen. Wie aus dem Geahnten Schritt für Schritt gesichertes Wissen entsteht. Wie sehr diese Entwicklungen Arzt und Patienten zunächst verunsichern, das gezielte Suchen und Experimentieren dann aber Hoffnung und zuletzt Linderung oder Heilung bringen können. Diese »Fulgurationen«, wie Konrad Lorenz plötzliche Geistesblitze bezeichnet hat, entstehen immer nur im Wechselspiel mit dem Gegenüber, dem Betroffenen. Nur der ständige Austausch mit dem Patienten macht eine nachhaltige Schmerztherapie möglich und zeigt, wann der Einsatz von Cannabinoiden sinnvoll ist.

Mein besonderer Dank gilt Dr. Thomas Hartl, der diese Beschreibungen und Patientengeschichten zu einem Handlungsstrang gefügt hat. Somit ist dieses Buch das Ergebnis einer narrativen Forschungsarbeit durch einen Autor, fünfzehn Patienten und einen betreuenden Arzt.

Als ich 2001 erste Überlegungen zum Thema dieses Buches machte, gab es so gut wie kein Wissen und keinerlei Erfahrungen am Patienten. Heute können wir dank zahlreicher Erkenntnisse die Sinnhaftigkeit von Cannabinoiden in der Schmerzmedizin stützen und die äußerst komplexen Zusammenhänge darstellen. Für meine Patienten und mich war und ist es eine aufregende Zeit. Gerade das ist für jeden Arzt eine starke Triebfeder und gibt unseren Patienten viel Hoffnung.

Damit Medikamente wie Cannabinoide wirken können, müssen sie unter ärztlicher Anleitung richtig eingesetzt werden. Einen missbräuchlichen Einsatz lehne ich dagegen strikt ab – er führt zu keinen positiven Ergebnissen. Auch Studien führen nur dann zu positiven Ergebnissen, wenn sie strenge Anforderungen erfüllen. So soll beispielsweise eine neue australische Arbeit beweisen, dass Cannabinoide bei Schmerz nicht hilfreich wirken.[118] Die Methodik des Aufbaus dieser Arbeit zeigt jedoch, dass hier kein wirklich medizinisch geführtes Kollektiv zur Beobachtung kam, sondern Menschen, die Selbstmedikation oder Drogenmissbrauch betrieben haben.

Ich hoffe, dass das vorliegende Buch aufzeigen kann, worauf es bei einer Therapie mit Cannabinoiden ankommt. Medikamente sollen uns helfen, unser Leben besser und glücklicher zu gestalten, sie können aber weder den Patienten noch den Arzt oder Therapeuten aus seiner Verantwortung nehmen. Ein sinnvolles Leben zu führen heißt auch, auf andere zuzugehen, voneinander zu lernen und sich gegenseitig zu bereichern. Dabei kommt es immer wieder zu Konflikten und

Schmerz, die es kurzfristig auszuhalten gilt. Diesen Schmerz kann man nicht vermeiden, das ist sozusagen das Salz in der Suppe. Jeden Schmerz zu vermeiden ist weder sinnvoll noch möglich – das ist das große Paradoxon einer empathischen Schmerztherapie.

Völlig schmerzfrei zu sein ist sicherlich ein »eternal feeling«, ein himmlisches Gefühl. Schmerzpatienten wünschen sich jedoch viel mehr ein gelungenes Leben mit möglichst geringem Schmerzniveau.

Anhang

Quellen

Teil 1

Kapitel 1

1 Cai, R. L., et al., »Brain functional connectivity network studies of acupuncture: a systematic review on resting-state fMRI«, in: *Journal of Integrative Medicine 16 (Januar 2018)*, S. 26-33; doi:10.1016/j. joim, 2017.12.002.

2 Kendall, D. und S. Alexander, »Cannabinoid Pharmacology«, Volume 80 in Advances in Pharmacology, Academic Press, Cambridge (2017).

3 Sharma, C., B. Sadek, S. N. Goyal, S. Sinha, M. A. Kamal, S. Ojha, »Small molecules from nature targeting G-Protein coupled cannabinoid receptors: potential leads for drug discovery and development«, in: *Evidence-Based Complementary and Alternative Medicine (2015)*; doi:10.1155/2015/238482.

4 Tilscher, H. und M. Eder, »Der Wirbelsäulenpatient: Rehabilitation und Ganzheitsmedizin«, Springer, Berlin (1989).

5 Curl, D. D., »Chiropractic approach to head pain«, Lippincott Williams & Wilkins, Philadelphia (1994).

6 Meinl, D., »Das große Faszien-Yoga Buch. Das fasziale Netz gezielt in die Yoga-Praxis integrieren«, Irisiana, München (2017).

7 Sandkühler, J., »Neurobiologische Grundlagen des Schmerzge-dächtnisses«, in: *Psychoneuro 31/2 (2005), S.77-80;* doi:10.1055/s-2005-865113.

8 Watkins, B. A, »Endocannabinoids, exercise, pain, and a path to health with aging«, in: *Molecular Aspects of Medicine (Oktober 2018);* doi:10.1016/j.mam.2018.10.001.

9 Sacks, O., »Migräne«, Rowohlt, Berlin (1994).

10 Waddell, G., »A Fear-Avoidance Beliefs Questionaire (FABQ) and the role of fear-avoidance beliefs in chronic LBP and disability«, in: *Pain (Februar 1993);* doi.org/10.1016/0304-3959 (93)90127-B.

11 Marsicano, G., C. Wotjak, S. Azad, T. Bisogno, G. Rammes, M. Cascio, H. Hermann, J. Tang, C. Hofmann, W. Zieglgänsberger, V. Di Marzo, B. Lutz, »The endogenous cannabinoid system con-trols extinction of aversive memories«, in: *Nature 418 (August 2002), S. 530-534;* doi:10.1038/nature00839.

12 Eisenberger, N., M. D. Liebermann, D. W. Kipling, »Does rejection hurt? An FMRI study of social exclusion«, in: *Science 302 (Oktober 2003), S.* 290-292; doi:10.1162/jocn.2009.21007.

13 Haller, R., »Die Macht der Kränkung«, Ecowin, Salzburg (2016).

14 Ruehle, S., A. Aparisi Rey, F. Remmers, B. Lutz, »The endocannabi-noid system in anxiety, fear memory and habituation«, in: *Journal of Psychopharmacology 26/1 (Januar 2012), S. 23–39.* doi:10.1177/0269881111408958.

15 Richter, H. E., »Umgang mit Angst. Angst/Vermeidung«, Bücher-gilde Gutenberg, Frankfurt am Main (1999).

16 Antonovsky, A., »Salutogenese. Zur Entmystifizierung der Gesund-heit«, Dgvt-Verlag, Tübingen (1997).

17 Lehofer, M., »Mit mir sein«, Braumüller, Wien (2018).

18 Bagar, T., Director of ICANNA, International Institute for Canna-binoids, Ljubljana; http://www.institut-icanna.com/en/icanna/index.html, abgerufen am 28. Oktober 2018.

19 Panksepp J., »Feeling the pain of social loss«, in*: Science 302 (Oktober 2003); S.237-239;* doi:10.1111/j.1467-6427.2006.00356.x.

20 Glettler, H. und M. Lehofer, »Die Fremde Gestalt«, Styria, Wien (2018).

21 Papst Franziskus, »Der Name Gottes ist Barmherzigkeit«, Kösel, München (2016).

22 Saunders, C., »Beyond the Horizon: A Seach for Meaning in Suffering«, Darton, Longman & Todd Ltd, London (1990).

Kapitel 2

23 Pinsger, M., W. Schimetta, D. Volc, E. Hiermann, F. Riederer, W. Pölz, »Nutzen einer Add-On-Therapie mit dem synthetischen Cannabinomimetikum Nabilon bei Patienten mit chronischen Schmerzzuständen – eine randomisierte kontrollierte Studie«, in: *Wiener klinische Wochenschrift 118/11-12 (Juni 2006), S. 327-35.*

24 Prozzi, G. R., »Cardiovascular risk of non-steroidal anti-inflammatory drugs«, in: *Medicina 78/5, B Aires (2018), S. 349-355.*

25 Marsicano, G., C. Wotjak, S. Azad, T. Bisogno, G. Rammes, M. Cascio, H. Hermann, J. Tang, C. Hofmann, W. Zieglgänsberger, V. Di Marzo, B. Lutz, »The endogenous cannabinoid system controls extinction of aversive memories«, in: *Nature 418 (August 2002), S. 530-534*; doi:10.1038/nature00839.

26 Mondello, E., et al., »Cannabinoids and spinal cord stimulation for the treatment of failed back surgery syndrome refractory pain«, in: *J Pain Res 6/11 (September 2018), S.1761-1767*; doi:10.2147/JPR. S166617.

27 Zhang, M. W., »The cannabis dilemma: a review of its associated risks and clinical efficacy«, in: *Journal of Addiction (2015)*; doi:10.1155/2015/707596.

28 S. Fußnote 23, »Nutzen einer Add-On-Therapie …«, in: *Wiener klinische Wochenschrift 118/11-12 (Juni 2006)*

29 https://www.accessdata.fda.gov/drugsatfda_docs/label/2006/ 018677s011lbl.pdf, abgerufen am 25.Oktober 2018.

30 Perrig, S., K. Espa-Cervena, J. L. Pépin, »Sleep disorder and pain: the good hypnotic«, in: *Revue Médicale Suisse 7/301 (June 2011),* S. 1414-1418,1420.

31 Schuh-Hofer, S., »One night of total sleep depriviation promotes a state of generalized hyperalgesia«, in: *Pain 154/9 (May 2013),* S. 1613-1621; doi; 10.1016/j.pain.2013.04.046.

32 Flores, A., R. Maldonado, F. Berrendero, »Cannabinoid – hypocretin cross – talk in the central nervous system: what we know so far«, in: *Frontiers in Neuroscience 7 (Dezember 2013), S. 256;* doi: 10.3389/fnins.2013.00256.

33 Carley D. W., S. Paviovic, M. Janelidze, M. Radulovacki, »Functional role for cannabinoids in respiratory stability during sleep«, in: *Sleep 25/4 (Juni 2002), S. 391-398;* PMID: 12071539.

34 Riggs, P. K., »A pilot study of the effects of cannabis on appetite hormones in HIV-infected adult men«, in: *Brain Research 11/1431 (Januar 2012), S. 46-52.*

35 Skosnik, R. D., J. A. Cortes-Briones, M. Hajós »It's all in the Rhythm: The Role of Cannabinoids in Neural Oscillations and Psychosis«, in: *Society of Biological Psychiatry 79/7 (April 2016),* S. 568-77; doi:10.1016/j.biopsych.2015.12.011.

36 Eder, S. M., R. Jagsch, »Cannabinoide in der Therapie chronischer Schmerzen und Auswirkungen auf Lebensqualität, Emotion und Kognition«, Diplomarbeit Universität Wien, Fakultät für Psychologie (2009).

37 Pinsger, M., »Additive Behandlung chronischer Wirbelsäulenschmerzen mit dem synthetischen Cannabinomimetikum Nabilone«, Masterthese, Universität Wien, ISMED (2009).

38 Bauer, J., »Selbststeuerung«, Blessing, München (2015).

39 De Cabo, R., D. Carmona-Gutierrez, M. Bernier, M. N. Hall, F. Madeo, »The search for anti-aging interventions: From elixirs to fasting regimens«, in: *Cell, 157/7 (Juni 2014), S. 1515-1526.*

Teil 2

Kapitel 3

40 Munoz-Canoves, P., » Interleukin-6 myokine signaling in skeletal muscle: a double-edged sword?«, in: *FEBS Journal 280/17 (September 2013), S. 4131-48.* doi:10.1111/febs.12338.

41 S. Fußnote 36, Cannabinoide in der Therapie ...«, Diplomarbeit Universität Wien, Fakultät für Psychologie (2009).

42 Der Zusammenhang von Schmerzen und Einsamkeit lässt sich aus evolutionärer Sicht theoretisch einordnen. Er ist dem erfahrenen klinischen Praktiker nichts Neues und gehört zu dem, was man die Weisheit der Sprache nennt, s. Manfred Spitzer, »Einsamkeit – die unerkannte Krankheit: schmerzhaft, ansteckend, tödlich«, Droemer, München (2018).

43 Hüther, G., »Successful coping and experience-dependent brain plasticity«, in: *Wiener Medizinische Wochenschrift 155/23-24 (Dezember 2005), S. 537-543.*

44 Das Gehirn verarbeitet langanhaltende Schmerzen emotionaler, Prof. Markus Ploner, TU München. https://www.tum.de/studium/studinews/ausgabe-052013/show-052013/article/32269/, abgerufen am 27. Oktober 2018.

45 Verein für Konsumenteninformation (VKI), »Privat geht's schneller. Magnetresonanz Wartezeit«, in: *Konsument 4/2016*; https://www.konsument.at/2016-04, veröffentlicht am 23. März 2016, abgerufen am 22. Oktober 2018.

46 Braus, D. F., »Ein Blick ins Gehirn. Bildgebung in der modernen Psychiatrie«, Thieme, Stuttgart/New York (2004).

47 Takizawa, R., B. Maughan, L. Arseneault, »Adult Health Outcomes of Childhood Bullying Victimization: Evidence From a Five_Decade Longitudinal British Birth Cohort«, in: *American Journal of Psychiatry, (1. Juli 2014)*; https://doi.org/10.1176/appi.ajp.2014.13101401, abgerufen am 26. Oktober 2018.

48 Scarry, E., »Der Körper im Schmerz«, S. Fischer, Berlin (1992).

49 Bryg, D., »Eine Geschichte des Körpers im Schmerz. Theorien von Elaine Scarry und David B. Morris im Vergleich«, Studienarbeit an der Universität Leipzig, Institut für Theaterwissenschaft (2006).

50 Siegel, D., »Handbuch der Interpersonellen Neurobiologie«, Arbor Verlag, Freiburg im Breisgau (2015).

51 Lomazzo, E., »Chronic stress leads to epigenetic dysregulation in the neuropeptide-Y and cannabinoid CB1 receptor genes in the mouse cingulate cortex«, in: *Neuropharmacology 113/PtA (Februar 2017), S. 301-313*; doi:10.1016/j.neuropharm.2016.10.008.

52 Steindl-Rast, D., »Einladung zur Dankbarkeit«, Herder, Freiburg im Breisgau (2018).

Kapitel 4

53 Die Herbal Medicinal Products Plattform Austria (HMPPA) hat CANNABIS zur österreichischen Arzneipflanze des Jahres 2018 gewählt, s. Öffentliches Gesundheitsportal Österreichs, »Cannabis – Arzneipflanze 2018 in Österreich«, https://www.gesundheit. gv.at/aktuelles/cannabis, abgerufen am 26. Oktober 2018.

54 Maejima, T., T. Ohno-Shosaku, M. Kano, »Endogenous cannabinoid as a retrograde messenger from postsynaptic neurons to presynaptic terminals«, *Neuroscience Research 40/3,* (Juli 2001), S. 205-210; PMID:11448511.

55 Zylka-Menhorn, V., »Rimonabant vom Markt genommen«, in: *Deutsches Ärzteblatt 105/44 (2008); A-2300/B-1968/C-1916.*

56 Eisenberger, N., M. D. Lieberman, K. D. Williams, »Does Rejection Hurt? An fMRI Study of Social Exclusion«, in: *Science 302/5643 (Oktober 2003), S. 290-292*; doi:10.1126/science.1089134.

57 Trujillo, X., E. Sánchez-Pastor, F. Andrade, M. Huerta, »Effects of cannabinoids on tension induced by acetylcholin and choline in slow skeletal muscle fibers of the frog«, in: *The Journal of Membrane Biology 247/1 (Januar 2014), S. 57-62*; doi: 10.1007/s00232-013-9610-3.

58 Hua, T., et al., »Crystal Structure of the Human Cannabinoid Receptor CB1«, in: *Cell. 167/3, (Oktober 2016), S. 750-762.e14;* doi:10.1016/j.cell.2016.10.004.

59 Reyes Del Paso, G. A., A. Pulgar, S. Duschek, S. Garrido, »Cognitive impairment in fibromyalgia syndrome: The impact of cardiovascular regulation, pain, emotional disorders and medication«, in: *European Journal of Pain 19, (Dezember 2011)*; doi:10.1002/j.1532-2149.2011.00032.x.

60 Benedetti, F., »Placebo«, Handbook of Experimental Pharmacology, Springer, Berlin/Heidelberg (2014).

61 Pecina, S., »Hedonic hot spots in the brain«, in: *Neuroscientist 6,* (Dezember 2006), *S. 500-511*; doi:10.1177/1073858406293154.

62 Eagleman, D. M., »Human time perception and its illusions«, in: *Current Opinion in Neurobiology 18/2, (August 2008), S. 131-136*; doi:10.1016/j.conb.2008.06.002.

63 Silveira, M., W. Adams, M. Morena, et al., »Marijuana vs. cocain effects on the brain: How each drug alters perception of time in rats«, BBC Video (Juni 2009), in: *Journal of Psychiatry and Neuroscience* (2016).

64 Scheidt, C. E., »Narrative Bewältigung von Trauma und Verlust«, Schattauer, Stuttgart (2014).

Kapitel 5

65 Gaoini, Y., Mechoulam, R., »Isolation, structure and partial synthesis of an active constituent of hashish«, in: *Journal of the American Chemical Society 86 (1964), S. 1646-1647.*

66 THC Pharm GmbH, »Anwendungshinweise für Dronabinol Patienten – THC Pharm«, PDF www.thc-pharm.de uploads 2016/02, abgerufen am 26. Oktober 2018.

67 Rätsch, C., »Hanf als Heilmittel«, AT Verlag, Aarau (1998).

68 »Cannabidiol (Epidiolex) – Tuberöse Sklerose«, in: *Arznei-news.de₎ (1. März 2018)*, https://arznei-news.de/cannabidiol4-tuberoese-sklerose/, abgerufen am 26. Oktober 2018.

69 Schicho, R., M. Storr, »Cannabis finds its way into treatment of Crohn's Disease«, in: *Pharmacology 93 (2014), S. 1–3*; doi:10.1159/000356512.

70 Wortherspoon, G., et al., »Peripheral nerve injury induces cannabinoid receptor 2 protein expression in rat sensory neurons«, in: *Neuroscience 135 (2005), S. 235-245*; doi:10.1016/j.neuroscience.2005.06.009.

71 Petzke, F., et al., »Efficacy, tolerability and safety of cannabinoids for chronic neuropathic pain: a systematic review of randomized controlled studies«, in: *Schmerz 30/1 (Februar 2016), S. 62-88*; doi:10.1007/s00482-015-0089-y.

72 Lemberger, L., H. Rowe, »Clinical pharmacology of nabilone, acannabinol derivate«, in: *Clinical Pharmacology & Therapeutics 18/6 (Dezember 1975), S. 720-726*; https:77doi.org/10.1002/cpt1975186720, abgerufen am 26. Oktober 2018.

73 Ashton, J. C., J. L. Wright, J. M. McPartland, J. D. Tyndall, »Cannabinoid CB1 and CB2 receptor ligand specificity and the development of CB2-selective agonists«, in: *Current Medicinal Chemistry 15 (2008), S. 1428-1443*;

74 Balter, R. E., M. Haney, »The synthetic analog of Δ9-tetrahydrocannabinol (THC): nabilone. Pharmacology and clinical application«, in: Handbook of Cannabis and Related Pathologies: Biology, Pharmacology, Diagnosis, and Treatment, Elsevier, New York (2017), S. 821-827.

75 Davis, M. P., »Cannabinoids for symptom management and cancer therapy: The Evidence«, in: *Journal of the National Comprehensive Cancer Network 14/7 (Juli 2016), S. 915-922.*

76 Russo, E. B, »Taming THC: potential cannabis synergy and phytocannabinoid – Terpinoid entourage effects«, in: *British Journal of Pharmacology 163/7 (August 2011), S. 1344–1364*; doi:10.1111/j.1476-5381.2011.01238.x.

77 Philpott, H. T., M. O'Brien, J. J. McDougall, »Attenuation of early phase inflammation by cannabidiol prevents pain and nerve damage in rat osteoarthritis«, in: *Pain 158/12*

(*Dezember 2017*), *S. 2442-2451*; doi:10.1097/j.pain.000000000
0001052.

78 Zurier, R. B., S. H. Burstein, »Cannabinoids, inflammation and
fibrosis«, in: *Faseb Journal, published online (19. Juli 2016)*,
https://doi.org/10.1096/fj.201600646R, abgerufen am 26. Oktober
2018.

79 Olah, A., et al., »Targeting cannabinoid signaling in the immune
system: highly exciting questions, possibilities and challenges«,
in: *Frontiers in Immunology, published online (10. November 2017)*;
doi:10.3389/fimmu.2017.01487, abgerufen am 26. Oktober
2018.

80 Libro R., et al., »Cannabidiol modulates the immunophenotype
and inhibits the activation of the inflammasome in human gingival
mesenchymal stem cells«, in: *Frontiers in Physiology, published
online (24. November 2016)*; doi:10.3389/fphys.2016.00559,
abgerufen am 26. Oktober 2018.

81 Chen, J., et al., »Protective effect of cannabidiol on hydrogen
peroxide-induced apoptosis, inflammation and oxidative stress
in nucleus pulposus cells«, in: *Molecular medicine reports 14/3
(Juli 2016), S. 2321-2327*; doi:10.3892/mmr.2016.5513, abgerufen
am 26. Oktober 2018.

82 Juknat, A., et al. »Anti-inflammatory effects of cannabidiol derivate
dimethylheptyl- cannabidiol, studies in BV–2 microglia and ence-
phalitogenic T cells«, in: *Journal of basic and clinical physiology and
pharmacology 27/3 (Mai 2016), S. 289-296*; doi:10.1515/
jbcpp-2015-0071.

83 https://www.cbd-vital.de/magazin/cbd-allgemein/was-ist-der-
entourage-effekt, abgerufen am 26. Oktober 2018.

84 Păunescu, H., et al., »Cannabinoid system and cyclooxygenases
inhibitors«, in: *Journal of medicine and life 4/1 (2011), S. 11-20*;
PMCID: PMC3056416.

85 Benedetti, F., E. Carlino, A. Pollo, »How placebos change the patient's brain«, in: *Neuropsychopharmacology 36/1 (Januar 2011),
S. 339-354*; doi:10.1038/npp.2010.81.

86 Scavone, J. L., »Cannabinoid and opioid interaction: implications for opiate dependence and withdrawal«, in: *Neuroscience 248 (September 2013), S. 637-654*; doi:1016/j.neuroscience.2013.04.034.

87 Cichewicz, D. L., »Synergistic interaction between cannabinoid and opinoid analgesic life«, in: *Life Sciences 74/11 (Januar 2004), S. 1317-1324 2004*; PMID:14706563.

88 Nielsen, S., et al., »Opinoid-sparing effect of cannabinoids. A systematic review«, in: *Neuropsychopharmacology 42/9 (August 2017), S. 1752-1765*; doi: 10.1038/npp.2017.51.

89 Smith, P. A., et al., » Low dose combination of morphine and THC circumvents antinoceptive tolerance and aparent desensitization of receptors«, in: *European Journal of Pharmacology 571/2-3 (Oktober 2007), S. 129-137*; doi:10.1016/j.ejphar.2007.06.001.

90 Goyal, H., et al., »Role of cannabis in cardiovascular disorders«, in: *Journal of Thoracic Disease 9/7 (Juli 2017), S. 2079-2092*; doi:10.21037/jtd.2017.06.104.

91 Bachs, L., H. Mørland, »Acute cardiovascular fatalities following cannabis use«, in: *Forensic Science International 124/2-3 (Dezember 2001), S. 200-203*; PMID:11792512.

92 Österreichische Gesellschaft für Neuropsychopharmakologie und Biologische Psychiatrie, »Substanzbezogene Störungen und psychiatrische Erkrankungen«, Konsensus-Statement – State of the Art 2007, in: Kasper, S., Sachs, G. M., »Österreichische Konsensus-Dokumente – Psycho-Pharmakologie«. Sammelband der ÖGPB 2005–2018, Clinicum Neuropsy, Wien (2018).

93 Davis, G. P., et al., »Assoziation between cannabis use, psychosis and schizotypal personality disorder: findings from the National Epidemiologic Survey on Alcohol and Related Conditions«, in: *Schizophrenia Research 51/1-3 (Dezember 2013), S. 197-202*; doi:10.1016/j.schres.2013.10.018.

Kapitel 6

94 Nelson, C. T., »The Amygdala Hijack«, herausgegeben am 15. Juni 2015 auf Amazon.com.

95 Fuss, J., et al., »A runner's high depends on cannabinoid receptors in mice«, in: *Proceedings of the National Academy of Sciences of the United States of America 112/42 (Oktober 2015), S. 13105–13108;* doi:10.1073/pnas.1514996112.

96 Trezza, V., P. J. J. Baarendse und L. J. M. J. Louk Vanderschuren, »The Pleasures of Play: Pharmacological Insights into Social Reward Mechanisms«, in: *Trends In Pharmacological Sciences 31/10 (Oktober 2010), S. 463–469;* doi:10.1016/j.tips.2010.06.008.

97 Hüther, G., C. Quarch, »Rettet das Spiel! Weil Leben mehr als funktionieren ist«, Hanser, München (2016).

98 Schneider, P., M. Pätz, R. Spanagel, M. Schneider, »Adolescent social rejection alters pain processing in a CB1 receptor dependent manner«, in: *European Neuropsychopharmacology 6/7 (Juli 2016), S. 201-212;* doi: 10.1016/j.euroneuro.2016.04.007.

99 Alcaro A., J. Panksepp, »The seeking mind: primal neuro-affective substrates for appetitive incentive states and their pathological dynamics in addictions and depression«, *Neuroscience & Biobehavioral Reviews 35/9 (Oktober 2011), S. 1805-1820;* doi: 10.1016/j. neubiorev.2011.03.002.

100 Pal Yu, B. (Hg.), »Nutrition, exercise and epigenetics: Ageing interventions«, Healthy Ageing and Longevity Volume 2, Springer, Berlin (2015).

101 S. Fußnote 99, Alcaro A., J. Panksepp, (2011).

102 Spitzer, M., »Digitale Demenz«, Droemer Knaur, München (2014).

103 Shook, E. V., »Ho'oponopono: Contemporary uses of a Hawaiian problem solving process«, East-West Center by the University of Hawaii Press, Honolulu (1985).

104 Parsons, C. D. F. (Hg.), »Healing practices in the South Pacific«, Institute for Polynesian Studies, Brigham Young University, Hawaii campus, Honolulu (1995).

105 Popper, K. R., »Alles Leben ist Problemlösen«, Piper, München (1996).

Kapitel 7

106 Musalek, M., »Human-based medicine – theory and practice: from modern to postmodern medicine«, The Psyche in The Modern World Capter 6, Routledge, London (2015).

107 Grotenhermen, F., K. Müller-Vahl, »Das therapeutische Potenzial von Cannabis und Cannabinoiden«, in: *Deutsches Ärzteblatt International 109/29-30 (Juli 2012), S. 495-501*; doi:10.3238/arztebl.2012.0495.

108 National Academies of Sciences, Engineering, and Medicine, »The Health Effects of Cannabis and Cannabinoides. The Current State of Evidence and Recommendations for Research«, The National Academies Press, Washington, DC (2017); https://doi.org/10.17226/24625, abgerufen am 26.Oktober 2018.

109 Ransom, J. J., »›Aslingerian‹ politics: the history of anti-marijuana sentiment in federal law and how Harry Anslinger's anti-marijuana politics continued to prevent the FDA and other medical experts from studying marijuana's medical utility«, (1999), http://nrs.harvard.edu/urn-3:HUL.InstRepos:8965561, abgerufen am 26. Oktober 2018.

Kapitel 8

110 Kofler, M., W. Halder, »Alterations in excitatory and inhibitory brainstem interneuronal circuits in fibromyalgia: Evidence of brainstem dysfunction«, in: *Clinical Neurophysiology 125/3 (März 2014), S. 593-601*; doi: 10.1016/j.clinph.2013.08.009.

111 Eisenberger, N., »From Body to Brain: Examining the Effects of Immune System Activity on Neural Responses«, Social and Affective Neuroscience Laboratory, Departement of Psychology, UCLA, Los Angeles, https://sanlab.psych.ucla.edu/research/, abgerufen am 26. Oktober 2018.

112 Pergolizzi, J. V., et al., »The role of cannabinoides in pain control: the good, the bad and the ugly«, in: *Minerva Anestesiol, 84/8 (August 2018), S. 955-969*; doi: 10.23736/S0375-9393.

113 DAZ, »Multiple Sklerose: Cannabinoide zur Behandlung MS-bedingter Spastik«, in: *Deutsche Apotheker Zeitung Nr. 1 (2004), S. 45.*

114 Jetly, R., A. Heber, G. Fraser, D. Boisvert, »Synthetic cannabinoids, in the treatment of PTSD-associated nightmares: A preliminary randomized, double-blind, placebo-controlled cross-over design study«, in: *Psychoneuroendocrinology 51 (Januar 2015), S. 585-588*; doi:10.1016/j.psyneuen.2014.11.002.

115 Hasenoehrl, C., M. Storr, R. Schicho, »Cannabinoids for treating inflammatory bowel disease: where are we and where do we go?«, in: *Expert Review of Gastroenterology & Hepatology 11/4 (April 2017), S. 329-337*; doi:10.1080/17474124.2017.1292851.

Kapitel 9

116 S. Fußnote 92, »Substanzbezogene Störungen und psychiatrische Erkrankungen«, ÖGPB Konsensus-Statement – State of the Art 2007.

117 S. Fußnote 66, Anwendungshinweise für Dronabinol bei THC Pharm.

Nachwort

118 Campbell, G., W. D. Hall, A. Peacock, N. Lintzeris, R. Bruno, B. Larance, »Effect of cannabis use in people with chronic non-cancer pain prescribed opioids: findings from a 4-year prospective cohort study«, in: *Lancet Articles Vol. 3, ISSUE 7, PE341-E350, (Juli 2018).*

Literaturhinweise

Hartl, T., »Geheilt vom Schmerz: Erfolgsgeschichten chronisch Kranker«, Ueberreuter, Wien (2010).

Isak, K., »Schmerzen wegdenken«, Goldegg, Wien (2012).

Wright, M. T., »Was ist Partizipative Gesundheitsforschung?« Springer, Wien (2013).

Lehofer, M., »Was wir der Liebe schuldig sind: Gedichte«, Drava, Klagenfurt (2007).

Kontakte

Dr. Martin Pinsger
Schmerzkompetenzzentrum Bad Vöslau
E-Mail: office@bvmed.at
Tel.: +43 (0)2252 76948-0 Fax: -14
Badnerstraße 8, A-2540 Bad Vöslau
www.schmerzkompetenzzentrum.at

Dr. Martin Pinsger
City Medical
Tel: +43 (0)1 533 92 14
Schottengasse 3–3A, 1. Hof, 3.Stock
A-1010 Wien

Dr. Thomas Hartl
E-Mail: hartl.presse@aon.at
www.thomas-hartl.at

Danksagung

Erkenntnis wird möglich, wenn sich Menschen untereinander austauschen. So möchte ich mich bei einer ganzen Reihe von Menschen aus meinem nahen und weiteren Umfeld bedanken. Bedanken, dass sie mich an ihren Ideen mit- und weiterdenken haben lassen.

Zunächst bei meinem großartigen familiären Umfeld. Dazu zählt vor allem einmal meine Frau Susanne, die seit fast 40 Jahren neben ihrer beruflichen Tätigkeit mich, unsere zwei Töchter und bislang sechs Enkel unermüdlich betreut und organisiert. Auch wenn meine beruflichen Entwicklungen in vielen Phasen wenig Unterstützung für die Familie möglich gemacht haben, hat sie meine Defizite in diesem Bereich großartig kompensiert. Das Endergebnis gibt ihr auf jeden Fall recht und rechtfertigt ihren Aufwand, die vielen Mühen.

Danken möchte ich auch meinen zwei Töchtern Annegrit und Astrid. Sie sind mein ganzer Stolz und sie tragen unser Leben sowohl im ärztlichen Bereich als auch im persönlichen und familiären Bereich weiter. Mit großer Freude beobachte ich ihre Entwicklungen und sehe darin eine positive Zukunft, die ich selbst nicht mehr mitgestalten kann. Ihnen verdanke ich wiederum unsere sechs Enkel, jeder für sich eine noch kleine, aber doch ganz große Persönlichkeit. Sie sind meine ganze Inspiration. Ihr Erscheinen hat so vieles zum Positiven gewendet. Sie sind meine Freude.

Danken möchte ich meinen Eltern und Großeltern, die diese Familiengeschichte nicht mehr erleben durften, meinem Vater, einem ganz großen Landarzt. Seine Gemeinde, seine Schützlinge waren sein Leben; seine Ruhe, Gelassenheit und Toleranz bleiben mein Vorbild. Neben der ärztlichen Dimension hat unsere Familie auch eine musikalische. Als Pianistin und Sopranistin hat meine Mutter mich geprägt. Diese Tradition setzt sich in meinen Töchtern und ihren Familien, auch durch meinen Schwiegersohn Stefan, fort.

In unseren vielen Gesprächen habe ich die menschliche und bedingungslos konstruktive Unterstützung meiner Schwester Andrea schätzen gelernt. Meine Cousine Viktoria und ihr Mann Bernhard, beide Ärzte, haben in zahlreichen Diskussionen mein geistiges und berufliches Handeln mitgeprägt. Ihre Tradition des Heilfastens im Stift Aigen Schlägl in Oberösterreich war für mich eine große Stütze und Hilfe. An dieser Stelle möchte ich mich auch bei der Ordensgemeinschaft der Chorherren von Aigen Schlägl bedanken, insbesondere bei Abt Martin und Herrn Lukas und Herrn Maximilian. Ihre menschlichen und geistigen Impulse sind für mich wichtige Begleiter geworden.

Im Rahmen des Heilfastens besteht auch eine Kooperation mit der Pfarrei Bad Vöslau St. Jakob und ihrem Vorsitzenden, Pater Stephan. Vielen Dank.

Meine konservativ orthopädische und manualtherapeutische Ausbildung verdanke ich Prof. Hans Tilscher. Wie bei vielen Ausbildungen war auch meine von hohen Reibungsverlusten gekennzeichnet. Ich sehe diese damalige Situation in einem durchaus positiven Licht und bin heute froh, diese Kenntnisse des »Begreifens« im wahrsten Sinne des Wortes gelernt zu haben.

Danken möchte ich auch Prof. Gustorff Burkhard für die Etablierung von ISMED (universitärer Ausbildungslehrgang für Interdisziplinäre Schmerzmedizin) am AKH Wien, an dessen erstem Jahrgang ich teilnehmen durfte. Prof. Wilfried Ilias betreute damals meine Masterthese.

Besonderer Dank gilt Prof. Günther Bernatzky, einem österreichischen Schmerzforscher der ersten Stunde. Gemeinsam gestalteten wir 40 Schmerzseminare im Waldviertel. Seine Ideen und seine Liebe zur Musik verbinden uns freundschaftlich. Über seine Anregung habe ich die Ideen seines Freundes Jaak Panksepp kennengelernt, wichtige Bausteine für mein Denken.

An dieser Stelle darf natürlich Prof. Walter Zieglgänsberger nicht fehlen. Sein Seminar über Cannabinoide in Berlin 2001 hat mein Leben verändert.

Chefarzt Dieter Volc, ein österreichischer Parkinson-Experte, begleitet mich beruflich seit 1989. Viele Patienten konnten wir gemeinsam erfolgreich betreuen. Er war später auch Teil unseres Belegarztteams in einer Wiener Klinik. Über Dieter bin ich zu Dr. Wolfgang Schimetta gelangt, Biometriker für diverse Studien. Beide sind für mein wissenschaftliches Handeln unentbehrlich.

Im Rahmen der schmerztherapeutischen Tätigkeit gilt mein besonderer Dank dem Radiologen Prof. Wolfgang Dock und seiner Frau Gabriele für die menschliche, fachliche und technische Unterstützung. Bedanken möchte ich mich auch bei Familie Thiem, den Apothekern meines Vertrauens, für die gute Zusammenarbeit.

Besonders erwähnen möchte ich die Psychiater Prof. Micheal Musalek und Prof. Karl Dantendorfer. Ihr Weltbild hat mich stark mitgeprägt und den Menschen in den Mittelpunkt meiner Tätigkeit gestellt.

Mein besonderer Dank gilt auch Günter Puller für die Durchsicht des Textes und die Aktualisierung der Literatur. Seine Graphiken für meine Präsentation sind legendär. Bei biochemischen Problemstellungen, wie Genexpression und Epigenetik stand mir Prof. Christian Schneeberger, Freund aus Volksschulzeiten, bereitwillig für Auskünfte zur Verfügung.

Meinem zweiten Schwiegersohn Werner Landmann möchte ich für die Bundesländer übergreifende Zusammenarbeit im Interesse der Schmerzpatienten danken.

Danke auch an Prof. Dr. pharm. Rudolf Brenneisen, Leiter der Schweizer Arbeitsgruppe für Cannabinoide in der Medizin, für seine Informationen über den medizinischen Umgang mit Cannabinoiden in der Schweiz.

Abschließend möchte ich meine Kolleginnen und Kollegen in den Ordinationen in Wien und Bad Vöslau nicht unerwähnt lassen. Meinem Therapeutenteam in Wien und Bad Vöslau sowie dem Sekretariatsteam Alex, Anneliese und Gerti gilt besonderer Dank für die Zusammenarbeit im Dienste der vielen Leidgeplagten.

Dieses Buch kommt ohne die eindrucksvoll erzählten Geschichten meiner 15 Patienten nicht aus. Ihre Schilderungen der Ereignisse, die ihr Leben über Jahre oder gar Jahrzehnte geprägt haben, sind die Basis dieses Werks. Ohne ihre Schicksale hätte dieses Buch keinen konkreten Bezug zum Leben.

Weiterhin möchte ich allen Patienten unseres Zentrums für ihre Treue und Mitarbeit danken. Viele von ihnen waren immer wieder bereit, sich einer Befragung und Austestung im Rahmen einer Studie oder einer Qualitätskontrolle oder Verlaufsbeobachtung zu unterziehen. Das, was zuvor Gefühl und Ahnung war, hat sich dadurch immer mehr erhärten können, bis es für uns zur Gewissheit geworden ist. So wie der Arzt und Therapeut hinter seinen Patienten steht, so stehen auch viele Patienten hinter ihren Therapeuten. Dass jeder Patient seinen Arzt oder Therapeuten und umgekehrt jeder Arzt oder Therapeut seinen Patienten verdienen muss, ist ein ungeschriebenes Gesetz. So wie wir Ärzte eine Entwicklung beim Patienten erwarten, so erwarten umgekehrt auch unsere Patienten Neues oder wenigstens einen neuen Blick auf schon Bekanntes und neue Schwerpunkte vom Arzt.

Das vorliegende Buch möchte auch die Entwicklung einer patientenorientierten Schmerzmedizin über fast 35 Jahre aufzeigen. So bin ich meinen Patienten sehr dankbar für ihre Beiträge und die Zusammenarbeit in den letzten Jahrzehnten. An dieser Arbeit wird der Erfolg schlussendlich gemessen, in einer Begegnung von Menschen, die Veränderung leben wollen und das auch zulassen.

Herzlich möchte ich an dieser Stelle dem Schmerzverband.at und seinen ehrenamtlichen Mitarbeitern danken. Dieser 2014 gegründete Verein dient als Sammelstelle und Austausch für chronische Schmerzpatienten in Österreich und als Plattform für mediale Aktivitäten, die dem Thema Schmerz eine Gestalt geben können.

So möchte ich nicht zuletzt allen Schmerzpatienten danken, die aktiv werden und ihr Schicksal in die eigenen Hände nehmen.

Unser Dank gilt auch dem Goldmann Verlag, namentlich Johannes Engelke, für seine vorbehaltlose Unterstützung, dieses Buch zu schreiben, weiterhin Maren Ziegler und vor allem auch Ruth Wiebusch, die das Buch meisterlich redigierte.

Zuletzt möchte ich meinem Co-Autor Dr. Thomas Hartl danken. Seine Art, über Patienten zu berichten, ist einzigartig. Alles zu sagen und nichts zu verschweigen und dennoch dem Betroffenen wie auch dem Leser gerecht zu werden, ist eine Kunst und bedarf enormer Sensibilität und großen Feingefühls. Ohne ihn hätte ich mich an dieses Projekt nicht herangewagt.

Zuletzt sei allen gedankt, die ich zu erwähnen vergessen oder denen ich zu wenig Raum geschenkt habe.

Hinweis

Dr. Martin Pinsger und sein Schmerzkompetenzzentrum befassen sich seit vielen Jahren mit der Therapie schmerzgeplagter Patienten. Die Behandlung mit Cannabinoiden ist Teil dieser Therapie und von Dr. Pinsger und seinem Team seit geraumer Zeit in Anwendung. Im vorliegenden Buch gibt der Arzt seine Erfahrungen und sein Wissen weiter.

Dieses Buch zeigt auch individuelle Wege von Menschen auf, die ihre Schmerzen nicht als gegeben hingenommen, sondern um ihre Gesundheit auf ihre ganz spezielle Weise gekämpft haben. Die enthaltenen Informationen wurden von den Autoren sorgfältig recherchiert und entstammen persönlichen Gesprächen mit den Patienten. Sie alle wurden oder werden von Dr. Martin Pinsger therapiert.

Register

Unsere Leseempfehlung

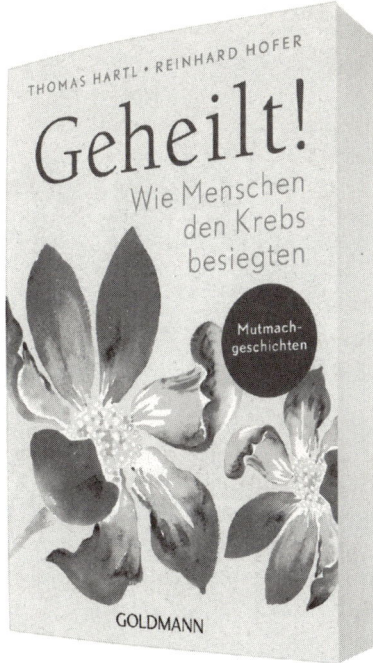

256 Seiten

Sie wurden zum Sterben nach Hause geschickt und sind trotzdem gesund geworden: 19 Krebspatienten haben für ihre Heilung gekämpft und wurden mit dem Leben belohnt. Empathisch
und erkenntnisreich berichten Thomas Hartl und Reinhard
Hofer von diesen Wunderfällen, die gegen jede wissenschaftliche Statistik stehen. Diese Lebensgeschichten von Menschen
mit tödlicher Prognose und einem unglaublichen Lebenswillen
schenken allen Mut und Hoffnung, die sich mit dem Thema
Krebs auseinandersetzen müssen.

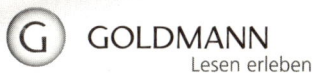

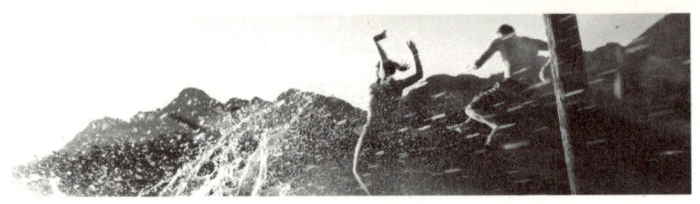

Um die ganze Welt des
GOLDMANN Verlages
kennenzulernen, besuchen Sie uns doch
im **Internet** unter:

www.goldmann-verlag.de

Dort können Sie
nach weiteren interessanten Büchern *stöbern*,
Näheres über unsere *Autoren* erfahren,
in *Leseproben* blättern, alle *Termine* zu Lesungen und
Events finden und den *Newsletter* mit interessanten
Neuigkeiten, Gewinnspielen etc. abonnieren.

Ein *Gesamtverzeichnis* aller Goldmann Bücher finden
Sie dort ebenfalls.

Sehen Sie sich auch unsere *Videos* auf YouTube an und
werden Sie ein *Facebook*-Fan des Goldmann Verlags!

www.goldmann-verlag.de
www.facebook.com/goldmannverlag

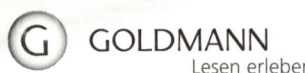

GOLDMANN
Lesen erleben